U0009520

CARE
Good Care ,
Good Living

CARE

Good Care ,
Good Living

CARE
Good Care ,
Good Living

care 54

知心

作　　者：魏崢

插　　畫：小瓶仔

責任編輯：劉鈴慧

美術設計：張士勇

校　　對：陳佩伶

出 版 者：大塊文化出版股份有限公司

台北市105022南京東路四段25號11樓

www.locuspublishing.com

讀者服務專線：0800-006-689

電　　話：(02) 8712-3898　傳真：(02) 8712-3897

郵撥帳號：18955675　戶名：大塊文化出版股份有限公司

法律顧問：董安丹律師、顧慕堯律師

版權所有　翻印必究

總經銷：大和書報圖書股份有限公司

地　　址：新北市五股工業區五工五路2號

電　　話：(02) 89902588 (代表號)　傳真：(02) 22901658

製　　版：瑞豐實業股份有限公司

初版一刷：2017年12月

初版四刷：2021年1月

定價：新台幣 550 元

ISBN：978-986-213-849-6

Printed in Taiwan

CARE

Good Care ,
Good Living

CARE
Good Care ,
Good Living

知心

魏崢 著

目錄

序

和心臟成「知心」朋友

魏崢／自序

　　行醫四十多年縫縫補補無數的心臟，手術駕輕就熟，既要快速，又要精準，這些事情好像都難不倒我；沒想到當要提筆描述這個天天陪伴著我的老朋友——心臟，卻感覺到手上的筆竟然卻比手術刀還沉重。

　　民國 101 年，大塊文化出版社來電詢問，他們希望為我出版一本講述心臟疾病的圖文專書，因為他們正巧看到了我以前出版的一本書《心臟病深入淺出》。該書是非賣品，當初寫作的目的，是用來贈送給有興趣的患者或朋友，而出版那本書的由來，是因為當時任職於美國哥倫比亞大學醫院手術室好友周復華女士，及前輩醫師張梅松老師，他們深深覺得在華人社會裡，缺乏一本供普通民眾閱讀的有關心臟常識的書。

　　於是他們兩人在閒暇之餘，以條列或筆記的方式將常見的心臟疾病整理出來，請我為他們出版，我斷斷續續抽空校對及補充，歷經數載終於成冊。大塊出版社的主編劉小姐看

到了這本書，認為很值得把它用圖文並茂的方式出版成為新書。根據過去的經驗，我實在不太敢答應，因為怕無法在限期之內交差，但是劉小姐對我曉以大義，好像若我不同意就對不起這個社會，於是就勉為其難答應。

為了讓讀者比較容易了解現代的心臟醫學，除了增添許多《心臟病深入淺出》裡沒有的內容，還輔以實際病例與手繪圖等，讓生硬的醫學內容，以更貼近民眾的方式呈現。也因此完成時，倏忽又過了五年，真抱歉，忙碌永遠是我延宕事情的藉口。

在行醫的過程裡，我確實也感受到民眾對於醫學常識的不足。比如說，醫師為了治療便秘，開立每天兩顆的軟便劑，下次患者來主訴是拉肚子，他們壓根沒想到那是藥物造成的。聰明一點的患者會主動少吃或不吃軟便劑，但是不求甚解的患者，並不知道吃軟便劑會引起腹瀉。

固然病人要遵從醫囑，但是自己也應具備醫學常識，否則不多做了解、一個口令一個動作，甚至被醫療所害。雖然我們都說隔行如隔山，但是我覺得為了自己，基本的醫學知識是必要的，也因此答應出這本書。

寫這本書的時候除了我，受到最大折磨的應該就是插畫

師小瓶仔先生了，一個對心臟解剖構造完全是門外漢的他，畫出來的圖被我一次又一次不斷地修改，好不容易在我認可時，才露出難得的靦腆笑容，真難為他了。當然更要感謝我的秘書李婉君與本書的主編劉鈴慧，除此之外，很多被我叫來出公差的團隊同事們，我要謝謝你們提供了很多的寶貴資料。

美國外科醫師，同時也是白宮最年輕的健康政策顧問 Atul Gawande，曾在他的文章中提到：「行醫就像零售生意，一次只能服務一個人。」醫師看診時不僅只能服務一個人，甚至重症患者，是一大群醫護人員服務一個病人，的確，醫師這個行業比較像理髮師，因為它不同於律師或會計師，可以以一當十或百來服務。也正是因為這樣，醫師才能夠成為一種無可取代的行業，但是只要兢兢業業地去做，一定可以得到病人的尊敬。

醫師一生中能救治的患者終究有限，雖然人力有時而盡，但是藉由文字與出版社，可以傳播我們的知識與經驗給廣大的民眾，希望這本心臟疾病的圖文專書，能對很多人有所助益。心臟醫學的發展，在醫學範疇中算是較稚齡的一門學科，過去說到心臟手術，是不可能、而且神聖不可侵犯的禁地；

一直到 1950 年後，才有人試圖利用體外循環，剖開並進入心臟內部做治療。在這短短數十年裡面，由於器材與藥物不斷地進步，讓心臟醫學的發展，締造了無數的里程碑，而我自己則何其有幸，正好躬逢其盛，處於這樣一個蓬勃發展的年代。

醫學的進步不斷延長人類的壽命，在台灣，國人的平均壽命已達 80 歲，但如果所延長的不是健康自主的生命，而是苟延殘喘的年歲，那恐怕也是枉然。不知道大家有沒有想過：

鋼筋水泥鑄造的房子平均也只能使用 50 年，而人體的引擎心臟，每分每秒不停止地工作、沒有一例一休，從不喊過勞，更不會罷工，每天高高興興地輸出大約七公噸的血液到全身，那是何等奇妙的器官？

而若有一天它真正不行了，那也就是我們生命該劃下休止符的時候了。但醫學常常違背上帝的意旨，把該到天堂去的人又留了下來，心臟壞了可以修補，修補不了的再加個機械馬達，再不行，就換個其他人身體不需要、但也堪用的心臟續命。我擔心，我們醫師到了天堂的時候，上帝會跟我們算總帳。

世界衛生組織（World Health Organization）公布的資料顯示，心臟血管疾病仍是造成全球死亡的頭號殺手，每年全球大約 1,710 萬人因此而死亡，佔全球總死亡人數 31%。人雖然沒辦法違逆春榮、秋枯、老、病的自然現象，但若能及早發現問題，做正確的診治，還是可以遠離病痛的折磨，保有健康與好品質的生活。為了避免心臟成為我們的心頭大患，不妨先從了解它、與它成為「知心」朋友做起，不要把所有違背大自然的責任都讓醫師承擔。

最後，謝謝振興心臟醫學中心團隊的張忠毅、殷偉賢、張嘉侃、曹殿萍、熊名琛、曾芸軒、陳慧玲、陳怡誠、李永在、陳冠群、馮文楷、陽厚生、張鴻猷、黃懷緒、袁于婷、黃心怡、黃維秀、鞠嘉漢、呂友敏、林孟瑜、李玟娟、鄭菁慧，謝謝大家體諒忙到分身乏術的我，幫忙看稿、校稿。

書籍，唯有在讀它時才有它的價值，而當您翻閱這本書時，或許因為有些內容過於專業而覺得有些艱深難懂，但在文字的背後，希望您仍能感受到一群醫護人員，為了認真守護大家的健康，源源不絕的努力，奉獻熱情。

我們的這顆心臟

原來身上的心臟長這樣

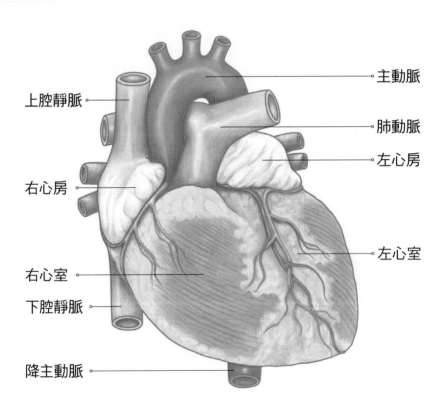

主動脈

上腔靜脈

肺動脈

左心房

右心房

左心室

右心室

下腔靜脈

降主動脈

人體器官都充滿不可思議的奧妙與神奇，每天要送出大約七公噸的血液，如果一個人活到 80 歲，心臟將一生無休的跳動 30 億次以上；輸出的血液高達 30 萬公噸。圓錐形的心臟是中空、由肌肉構成的器官；心臟的重量，男性平均約 300 克，約佔體重的 0.45%；而女性則是平均約 250 克，約佔體重的 0.4%。

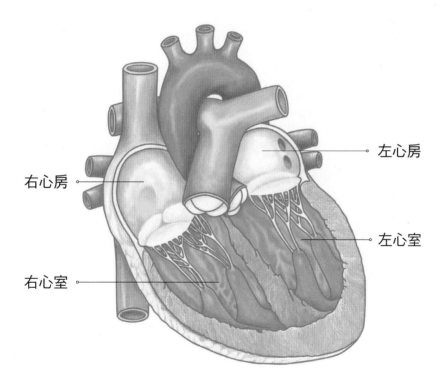

右心房

右心室

左心房

左心室

心臟約比我們一個拳頭大一點，形狀略似梨形，頂端大血管林立，尾端稱心尖，位在橫隔膜上。心臟被心包膜包裹著，右心房與右心室佔據著心臟的前方，而左心房與左心室則位於心臟的後方。心臟的位置與呼吸有關，於吸氣時，心臟呈垂直形，在呼氣時心臟呈水平形。

◎　心臟從後面看的樣子

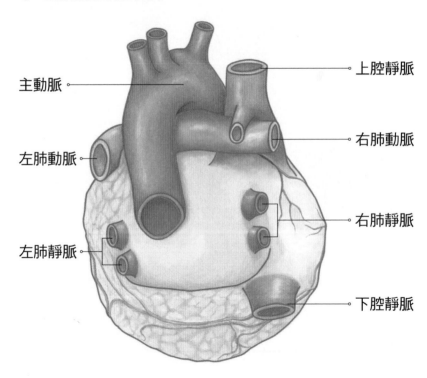

主動脈

左肺動脈

左肺靜脈

上腔靜脈

右肺動脈

右肺靜脈

下腔靜脈

位置

　　心臟是我們生機的主宰，位於身體內上縱隔腔的中央偏左；在心臟之前的左、右兩側是肺臟。

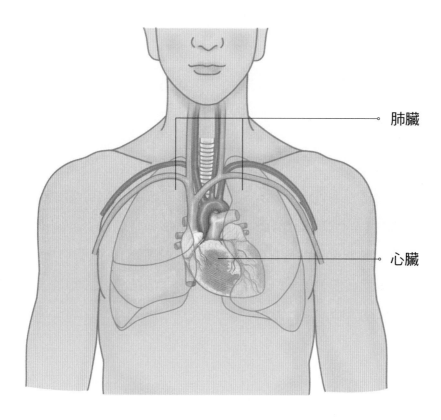

肺臟

心臟

心臟每分鐘大約跳動 60-80 次，每次的搏動都會迫使含氧血進入動脈系統；這小而有力的幫浦，在人有生之年是日以繼夜不停地收縮跳動的工作著。心臟與身體其他部位的肌肉不同，當工作再疲倦時，也不能停止跳動。相反還必須持續以足夠的力量壓縮，以便使血液能循環到身體各部位，心臟真的很辛苦，必須時時滿足身體對於氧氣和營養素的基本需要。

　　當身體處在壓力狀態下時，比如情緒激動、生病、劇烈運動，心臟必須增加工作，使輸出量增至休息狀態的 4-5 倍，以維持身體的需要。換句話說，我們的心臟必須強壯到能夠迅速適應各種不同的身體狀況所需。心臟是個密閉的唧筒，把血液輸送至全身，動脈系統運送含氧血液，將氧氣及養分輸送到細胞，供頭腦與各個器官組織使用，然後再將使用後的缺氧靜脈血液經過靜脈收集運返心臟，注入肺動脈，在肺部行氣體交換。

腔室

　　心臟有四個腔室：左右心房及左右心室。右心室厚度約 3-4 mm；左心室厚度為 8-9mm。正常情況，成人主動脈的收縮壓是在 140mmHg 以下，舒張壓在 90 mmHg 以下；正常時平均每天的搏出血量約 7 公噸。搏動時將血液單向搏出，左心房的血液，經二尖瓣膜流入左心室，循主動脈瓣膜，沿主動脈，將養分與帶氧的動脈血液流向全身各部位及器官。

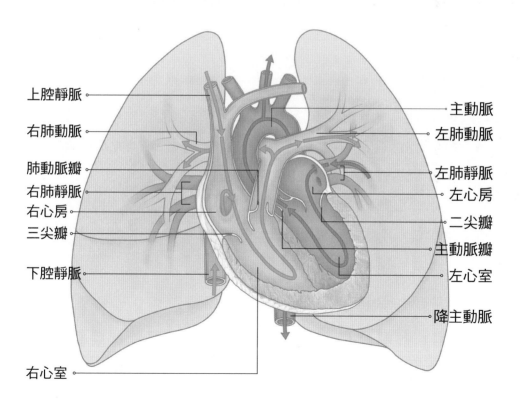

上腔靜脈

右肺動脈

肺動脈瓣
右肺靜脈
右心房
三尖瓣

下腔靜脈

右心室

主動脈
左肺動脈

左肺靜脈
左心房
二尖瓣
主動脈瓣
左心室

降主動脈

血液在周邊組織被利用後，經上下腔靜脈匯集，流入右心房，經三尖瓣膜而至右心室，再藉著右心室的收縮，循肺動脈瓣膜被送入肺臟作氣體交換，血液在肺泡中得到氧氣，排出二氧化碳，變成清新帶氧的動脈血，從肺靜脈流返左心房，再沿主動脈循環到全身，周而復始，達成循環之目的。

瓣膜

心臟瓣膜功能，是維持心臟血流往一定的方向流動，瓣膜的開合是由心臟腔室壓力與容積的改變來控制；心臟瓣膜分為「房室瓣」與「半月瓣」。

房室瓣，指的是「三尖瓣」及「二尖瓣」

- 三尖瓣：位於右心房與右心室之間，是由三個小葉瓣所構成，並以乳頭狀肌及腱索與右心室壁連接。
- 二尖瓣：狀似出家僧侶的帽子，故又稱之為僧帽瓣，位於左心房與左心室間，是由兩個小葉瓣構成，並以乳頭狀肌及腱索附著於左心室壁上。

半月瓣，指的是「主動脈瓣」及「肺動脈瓣」

- 主動脈瓣：血液由左心室，經主動脈瓣輸送至全身。

●肺動脈瓣：由右心室集合右心房來的血液，經肺動脈瓣輸送
　至肺臟作氣體交換。

　　半月瓣是由三個杯狀結構物所組成，位於心室與大血管
之間。當心室收縮時，半月瓣隨之張開，讓血液流入大血管，
心室收縮結束時（即舒張期），半月瓣即關閉起來，防止血液
逆流至心室。

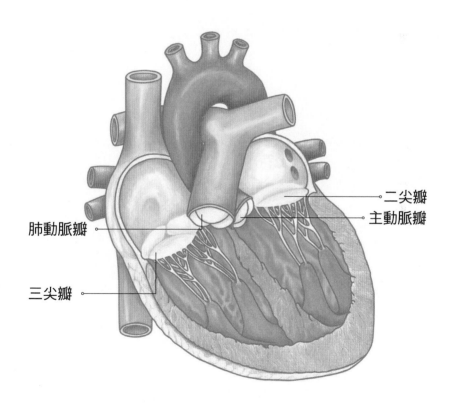

肺動脈瓣

三尖瓣

二尖瓣

主動脈瓣

血管與電流傳遞系統

　　心臟有兩條營養心肌的血管，稱為左右冠狀動脈，而左冠狀動脈，又分為左前降支動脈與左迴旋支動脈。一般來說，心臟靠這三條動脈供應的血液，來維持心臟肌肉的收縮與舒張所需的能源。

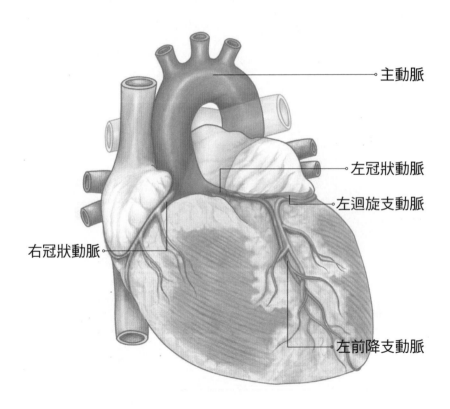

主動脈

左冠狀動脈

左迴旋支動脈

右冠狀動脈

左前降支動脈

心臟的節律，需仰賴心臟電流傳遞的系統

　　心臟電流傳遞的系統，是靠竇房結所發出的電波，引發心肌收縮，將血液輸送至各部位；這種電流傳遞的系統，使心臟每分鐘搏動或收縮 60-100 次。心臟的交感神經與副交感神經，密佈在竇房結與房室結，當交感神經興奮時，使心跳加快，相反的，副交感神經卻讓心跳變慢。

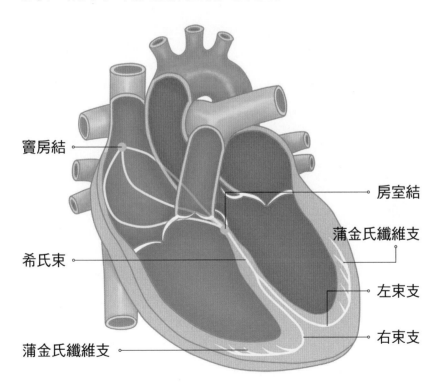

竇房結

房室結

蒲金氏纖維支

希氏束

左束支

右束支

蒲金氏纖維支

第1章

當有這些感覺發生

心頭大患，胸痛

根據衛生福利部統計，雖然國人平均壽命越來越長，但心臟疾病的死亡時鐘卻有逐年縮短的趨勢。民國 99 年每 33 分 32 秒有一人因心臟病死亡，到民國 100 年致死率則短縮至每 31 分 50 秒。所以當胸痛來勢洶洶，便須盡速與醫師有約，讓醫師清楚檢視這痛的來源是不是出自於「心頭大患」。

心絞痛（狹心症）

面對胸痛的患者，心臟科醫師應考慮這症狀究竟是不是心絞痛？也就是所謂的「狹心症」。

心絞痛是心臟冠狀動脈阻塞引起的，但有強弱程度的不同，初期因血流不通時，可能只是胸悶、不會痛；有些患者則是在運動中，例如爬坡、提重物走動時，才會有些胸悶、胸痛的感受。

　　典型心絞痛是胸口感到一陣壓迫、悶痛甚至因不舒服而冒冷汗，疼痛的範圍通常不是如針刺的單點痛，而是如拳頭般、較大面積的痛感。

　　臨床上常見：自左前胸延伸至左手臂，痛的時間約持續2-3分鐘，活動中或用餐後較易發生，稍做休息或服用硝化甘油舌下含片後，症狀可能因此緩解。

　　但若在相同的狀況下，再次發生不適的情形，本身又同時有高血壓、血脂肪、膽固醇過高等病症，就不能再輕忽，須盡速就醫，以確認是否有冠狀動脈阻塞的問題。

　　人體所需的氧氣，是經由血液攜帶輸送到全身，當冠狀動脈受到阻塞而血流不順暢、供應不足時，便會造成心臟肌肉缺氧，也就是缺血。當心臟缺血、缺氧時就會產生疼痛，藉由這樣的症狀發出警訊！假設持續長時間血流不通，沒有進行適當的治療，則會因為心臟肌肉中氧氣供應不足，造成心臟肌肉不可逆的壞死，這種嚴重的心臟肌肉損傷，即是所謂的「心肌梗塞」。

心肌梗塞

心肌梗塞伴隨疼痛的時間，會比狹心症引起的心絞痛久，可能持續幾十分鐘、甚至幾小時。

症狀

患者會有盜汗、噁心、嘔吐、臉色蒼白等症狀，這時使用硝化甘油舌下含片可能也無法緩解，有高度的生命危險，應盡快、就近到大型醫療院所急診室救治。臨床上可經由心電圖及心肌酵素血中濃度的檢測，來確定是不是急性心肌梗塞。

心臟血管疾病死亡案例中，有40％是因急性心肌梗塞造成猝死，許多病人第一次發生心肌梗塞，即是因沒有做適當的處置，甚至事發突然，來不及送到醫院便往生，所以千萬不可輕忽心臟發出的任何細微的訊息。

心肌梗塞後的 12-24 小時，不建議完全臥床休息，可以開始進行簡單的床邊梳洗的活動。24 小時後若狀況漸趨穩定，建議可以開始從事簡單的功能性活動，像「從躺到坐」、「長

時間坐在椅子上」，到「原地踏步」，甚至是「出房門散步」等等。病人在出院前，建議在有專業醫療人員 (例如：物理治療師) 的陪同及心電圖的監控下，先進行行走訓練，以維持基本的體能。

主動脈剝離

一種類似心肌梗塞的劇烈胸痛，可能是主動脈剝離。

症狀

疼痛部位很少只表現在前胸，往往因血管不同的剝離撕裂部位，而延伸至後背，痛的時間也持續較久，這類病人大部分有高血壓病史。

人的血管是由內膜、中層及外膜三層組織結合而成，當內膜層破損，高壓血流衝破內膜，血液順勢貫流至中外層而形成血管夾層瘤。當夾層瘤逐漸擴大，會因患者瞬間大量滲入的血液，將主動脈壁向前後兩個方向撕裂，造成所謂的主動脈剝離。這類病症不像冠狀動脈疾病那麼常見，每百萬人

口約 3%- 4% 的罹病率，如果有嚴重的疼痛感，心電圖及心肌酵素酶的檢測卻都正常，就要考慮安排電腦斷層檢查，確定是不是主動脈剝離；如果是連血管外壁都破裂，就連進手術室搶救都來不及，會因為大出血而休克致命。

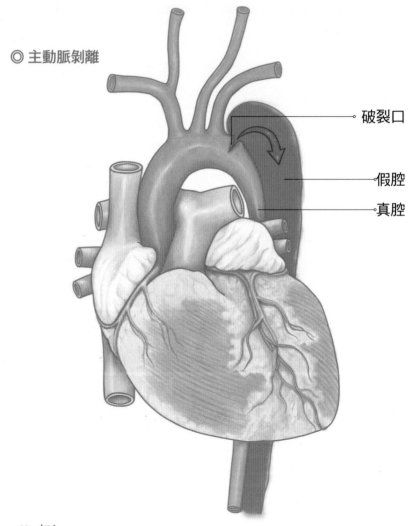

◎ 主動脈剝離

破裂口

假腔

真腔

血管壁的作用跟水管一樣，不同的是血管壁的結構有內、中、外三層的緊密結合，當管內壓力太高或血管品質不好，先裂開的是內膜，當內層破裂，高壓的血流滲入中層，把內膜與外膜分離成為夾層，內膜為主要結構的稱為「真腔」，而內膜與外膜之間的叫做「假腔」。

二尖瓣脫垂

　　心臟門診中，胸痛是最常聽到的患者的主述，不同於冠狀動脈的心臟疾病，臨床上常可聽到身材高瘦的年輕女性提到：「有時感到胸口某一點，有短暫的悶痛感。」

❤〜人〜 症狀

　　多數病人經由聽診發現有輕微心雜音，透過心臟超音波檢查，常發現位於左心室與左心房之間的二尖瓣，因結構上較長造成「二尖瓣脫垂」，通常合併心搏過速或有悶痛不舒服感。甚至因為瓣膜無法正常閉合，而造成二尖瓣閉鎖不全，嚴重的甚至需要動手術。

這是最常見的心臟瓣膜疾病，多數病人不會有立即的危險，甚至不少病人一直都沒有明顯症狀，而是因為健康檢查，才得知自己患有瓣膜脫垂。若不了解，會因為看似非同小可的病名「二尖瓣脫垂」而心煩意亂，但是絕大多數是輕度的脫垂，沒有什麼需要擔心的。據估計 20- 50 歲的女性，約二成有瓣膜脫垂問題，Dr. Bernard Lown 在他《搶救心跳》書中則提到：「99.9% 的二尖瓣脫垂患者，不僅長壽，而且生活正常。」

曾有年輕的二尖瓣脫垂女患者，經介紹來看我的門診，當我告訴她這是瓣膜結構上的問題，對心臟的功能沒有影響，沒有不舒服是不需要服藥，即使給了「二尖瓣脫垂」衛教單張，不但沒有解除她心中的疑惑，病人甚至懷疑：「魏醫師，您是否只診治重症，而不看小病？而這所謂不嚴重的小病，卻長時間苦惱著我。」

這令我想起莊子〈天運篇〉中「西施病心而矉其里」的描述，中國古代著名的美女西施，便有心臟宿疾，時而捧心蹙眉惹人憐惜。也許再有患者無法理解為什麼「二尖瓣脫垂」是不嚴重的心臟問題時，若告訴她這是屬於漂亮女性的專利，或者這「美麗的推論」，最起碼能有助於她們保持心情愉快。

胃食道逆流

　　一般民眾也容易將胃食道逆流造成的痛感，誤認為是心臟疾病引起的疼痛。現代人生活壓力過大，飲食不正常，產生胃疾的情形便很常見，胃食道逆流的患者常會有胸前悶痛的不舒服感。

♡⌇⌇症狀

　　胸骨下有由下往上爬的灼熱感，台語常說「火燒心」，痛起來極不舒服，症狀嚴重時會有嘔酸水、吞嚥困難或吞嚥時胸痛發生。通常平躺時症狀會加劇，直立姿勢會比較舒服；吃阿斯匹靈、過冷、過熱或刺激性食物，會加劇症狀，服用能制酸的胃乳片則會改善。

　　有些病人適應能力較差，若生活作息改變，過度緊張、不安、長期壓力、失眠等等，也會引起胸痛，或者胸腔部位

肌肉拉傷、神經、骨骼等病變都可能造成胸痛。胸痛是個不容輕忽的臨床症狀，若出現上腹部或胸部的疼痛，要小心分辨趕快就醫；萬一出現可能致命的胸痛症狀時，請盡速急診處理，以免延誤就醫時機。

下肢浮腫

　　人體全身的血液循環，是靠著心臟這個「幫浦」不斷的收縮、舒張，將帶有氧氣及養分的血液輸送到四肢，但是有沒有人想過血液怎麼從下肢流回心臟呢？下肢是身體距離心臟最遠的地方，血液要抵抗地心引力往上流回心臟是何等困難的事情，若上去的速度比不上下來的速度，血液就會堆積在下肢，造成浮腫的現象。下肢浮腫的原因有三種：

1、負責血液回流的靜脈堵塞。

2、心臟衰竭：腎臟的血流量不足，導致排尿減少，水分累積在身體內。

3、腎臟衰竭：腎臟本身的疾病造成排尿量不足，導致水分累積在身體內，加重心臟的負擔，甚至心臟衰竭。

心臟衰竭所引起的下肢水腫

　　瓣膜因扮演著心臟的腔室（心房與心室）間門閥的角色，讓血液循環能正常的向單一方向流動，而每次正常搏動的心

臟，大約可打出 70 毫升左右的血流量，一旦這開闔的功能異常（例如主動脈閉鎖不全），會導致部分血液又回流至心臟原來的腔室。

比如打出去 70 毫升血液，又回流 30 毫升到心臟，真正打出去的血液量就只有 40 毫升。當這主管全身機能的「幫浦」無法供應足夠血液循環時，腎臟的血流量不足，導致排尿減少，水分累積在身體內，由於下肢是最低的位置，所以腫得會比較厲害。如果沒有施予適當的治療，血液循環不足，便會影響身體各個器官組織運作及代謝，水分累積在身體內的結果，是一種惡性循環，造成心臟更大的負擔。

心臟病常服藥物，也有造成水腫的可能性

舉例來說：

用於關節炎或痛風的止痛藥

（非類固醇抗發炎藥）可能會引起鈉及水分滯留而產生水腫，心衰竭病人要小心是否會讓症狀加劇。

用於降血壓的鈣離子阻斷劑

（如脈優 Norvasc、冠達悅 Adalat OROS），因擴張周邊血管而可能造成水腫，副作用通常並不嚴重，介於輕至中度，不到 1% 病人因此須停藥。副作用發生的機率與劑量有關，當藥品劑量越高越容易發生。

糖尿病患者使用 TZDs 類降血糖藥

(如梵帝雅 Avandia、愛妥糖 Actos)，可能會引起水腫，進而惡化心衰竭。此類口服降血糖藥不建議用於心臟衰竭狀態第 3 級或第 4 級的病人。服藥過程中若出現快速的體重增加、呼吸困難及水腫等等，應立即回診告知醫師，調整藥品的使用。

水腫的消除

造成水腫的原因很多，須由醫師評估檢查，找出病因加以治療，比方處理藥物引起的水腫，可先停止使用藥物一段時間觀察水腫是否會消失；有時醫師會加一點利尿劑來改善。消除水腫的方法包括：

● 飲食吃得清淡些。

● 避免長時間站立。

● 坐著，抬高雙腳。

● 臥床休息。

● 適當的運動有助於靜脈回流，消除水腫。

若出現全身水腫，伴隨呼吸困難、喘、尿量減少，應盡速回診處理。否則心臟長時間不正常運作，會造成心臟擴大，嚴重時甚至會導致心臟衰竭。

　　心臟衰竭並不單只是一種疾病，而是多種徵兆及症候群的表現，除了水腫，還包括喘、呼吸困難、食慾變差、容易疲倦、腹脹、無法平躺，甚至有腹水及意識障礙等。

　　身體有任何不適不要輕忽，若經醫師診斷確定有心臟的疾病，應配合醫囑做正確治療，人體器官一旦已有生理性或結構的問題，不可單靠養生、飲食控制而能自然恢復，一定要好好治療，否則拖延太久會對心臟功能造成不易恢復影響，而延誤了治療先機。

「趴俯式」的心肺復甦術急救

　　根據衛生福利部統計，民國 105 年，有 20,812 名國人因心臟病致死，也就是平均每 25 分鐘就有 1 人死於心臟疾病。而其中 40- 49 歲的青壯男性急性心肌梗塞發生率，更從民國 98 年每 10 萬人，由 76.4% 上升至 102 年的 99.2% 人之多，增加了三成。

　　急性心肌梗塞大多會伴隨心絞痛、悶等不適症狀，若稍做休息症狀沒有改善，應立即服用舌下含片（NTG, Nitroglycerin）。

　　舌下含片是讓心臟血管迅速擴張，以暫時緩解冠狀動脈血流阻塞的問題，患者服用時宜坐下或平躺，以免因血壓突然過低，造成頭暈，發生意外，如果病人已經昏倒或休克，可考慮施行人工心肺復甦術。

依據調查報告顯示：急性心肌梗塞猝死4分鐘內，進行有效心肺復甦者，50%可以被救活；4- 6分鐘進行心肺復甦者，10%可救活；超過6分鐘則存活率僅4%。

「趴俯式心肺復甦術」好在哪

　　不論是學校或各機構常開設教授CPR課程，雖然到處都在教，卻不容易學會，即使學過了也很快就忘記。CPR的重點是在將患者送達醫療院所之前，盡可能維持其呼吸及血液循環。

　　當人已經沒有呼吸、心臟停止跳動，或是心臟不確定是否已停止，但失去意識、昏倒的狀況下，在救護人員到達前維持循環與呼吸是很重要的。人一旦沒有心跳，失去血流供應，在極短的4-6分鐘，就會造成腦部細胞缺氧受損，超過10分鐘沒有循環，就算最後救回，患者也會因腦缺氧過久而變成植物人，所以在這段時間施予正確的急救措施是非常重要的。

如果你會做標準的 CPR，那就請施做 CPR；假如你不會，或者擔心因施行口對口人工呼吸而感染接觸性傳染疾病，那麼就可以考慮我的方法——趴俯式心肺復甦術！

　　就是讓患者趴著，從背後對心臟進行不斷反覆的施壓。當一個人失去意識、沒有呼吸，躺在那裡的時候，呼吸道會因舌根下垂而阻塞呼吸道，對於不熟悉傳統仰式 CPR 的人來講，要同時維持患者的呼吸跟循環有一定困難。因此，建議讓患者趴著；當患者趴著，因地心引力作用，舌根向前，呼吸道自然會通暢。於是當施救者從背後按壓的時候，患者不但有血液循環，同時也有呼吸。於是，用這個姿勢做 CPR，循環與呼吸兩個目的就能同時達成。

趴俯式心肺復甦術方法

　　讓患者趴著，臉部置放於左邊或右邊都可以，通常讓患者躺在地面上或較硬的板子上才合宜，不適合在柔軟的床上施行。施救者只要跪在地上利用上半身力量，從俯臥者的背部，用雙手向下規律按壓，直到救護車到達為止。

　　優點是肋骨也不會被壓斷，因背後脊椎骨很硬且肋骨是平均受力的，不會因為這樣施力造成肋骨斷裂，但如果從前

面按壓的話，肋骨因受力不平均，只是局部受力，用力壓時一不小心，肋骨可能就會斷裂；嚴重者甚至可能刺穿體內的器官，如心臟或肺臟，造成大出血，危及生命。

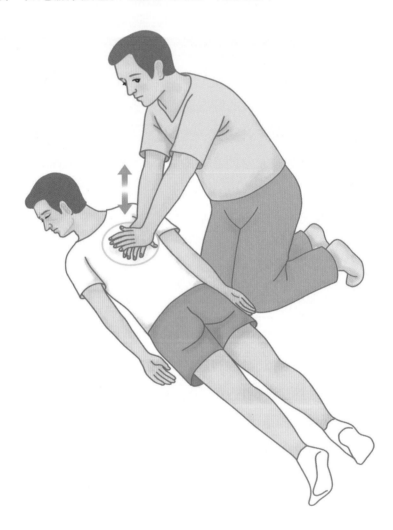

倒臥的病人，也可能心臟其實並沒有停止運作，在沒有察覺心臟是否已停止跳動的狀況下，用傳統仰式方法在胸前做過度力道的按壓反而會使仍有搏動的心跳變成心室顫動，而造成死亡的憾事。

　　急救往往發生在措手不及的瞬間，唯有簡單易操作的急救方式才能成功地救急，趴俯式心肺復甦術，經過本人所做的一些正式研究，證實這急救方法確有成效，對於一般不會做 CPR 的人，相形之下是較簡單而易學的。在生死瞬間的關鍵時刻，適切的急救，盡可能維持人體細胞所需的基本血液循環與呼吸，直到專業的救護人員到場接手搶救，並設法盡快送到醫院，才能在治療黃金時間內，使阻塞的冠狀動脈恢復通暢，阻止心臟肌肉壞死範圍繼續擴大，及早挽救心臟功能，減低傷害。

　　當心臟病患者有頭昏、心悸、胸部不適、呼吸短促、心律不整、胸痛、四肢冰冷、發紺、意識不清、臉色蒼白、嚴重時會因心肌缺氧而有生命危險，請務必盡速就醫。

對心臟病突發者施行急救時：

● 請保持安靜，盡量不要移動病患，通知 119。

● 患者若有隨身攜帶醫師開的藥物，如舌下硝化甘油錠，立即
　給予舌下服用一錠。

● 保持病人的呼吸道通暢；必要時施行心肺復甦術。

第 2 章

心臟的疾病

先天性心臟病

先天性心臟病，新生兒的發生率大約每千人中有 8-10 位，其中約四分之一到三分之一的幼兒，在一歲時會出現症狀。若以內政部 2015 年所統計，全年有 21 萬新生人口計算，也就是每一年裡台灣會有約 2000 名先天性心臟病病童出生，這樣的數字其實是不算少。先天性心臟病的原因，未能清楚的證實，如果孕婦有糖尿病、酗酒及高齡初產婦，也可能是造成先天性心臟病的危險因子，但約有近 90% 的原因不是十分明瞭，與許多因素有關，只能歸咎於多發性的因素：

可能與基因或與母胎裡的環境有關

譬如第 21 對染色體的異常佔 45%，單一基因的變體與胎內環境因素佔 3%；例如孕婦若在孕期前 3 個月裡感染德國麻疹，初生兒易有肺動脈瓣狹窄、開放性動脈導管，以及其他畸形，原因或許和濾過性病毒感染有關。

藥物也可能招致先天性心臟疾病

　　胚胎生長的過程中，心臟發育的時間約在受孕後 3-6 周，此時某些藥物對於胎兒的心臟發育具有極大風險，而造成先天性心臟病，例如鋰鹽（Lithium）與葉酸拮抗劑，憂鬱症常使用的選擇性血清素再回收抑制劑（Selective serotonin-reuptake inhibitors, SSRIs）等。

鋰鹽

　　上市時間已超過 30 年，主要的作用為情緒穩定劑。依據 1970 年代 225 個嬰兒的案例報告中，母親在懷孕過程中有服用鋰鹽者，有 25 位嬰兒發生先天性異常，18 位有心血管缺損，而 6 位出現 Ebstein 畸形症（亦即三尖瓣瓣膜異常凹陷，形成三尖瓣瓣膜迴流的症狀）。但近期研究發現，這個數據可能高估了鋰鹽導致畸胎的發生率，在懷孕 8 周後有治療上的需求，並經醫師評估用藥的風險後，仍然是可考慮使用的。

葉酸

　　是水溶性維他命，與懷孕期間胎兒的成長有關，缺乏葉

酸可能造成先天性異常、包括神經管缺損、先天性心臟病……等問題。會引起這樣問題的藥品分為兩類,一為二氫葉酸還原酶抑制劑 (dihydrofolate reductase inhibitors),如抗生素 trimethoprim 及化療藥 methotrexate;二為影響葉酸代謝的藥品,主要是抗癲癇藥,如 phenytoin、carbamazepine、valproic acid 及 phenobarbital。因此女性如要準備懷孕,應諮詢心臟科醫師與藥師,詳細檢視目前用藥,如有疑慮藥品可與原處方醫師及婦產科醫師討論,看看是否可進行調整,切勿自行停藥,以免影響疾病控制。

心雜音

小兒心臟科門診中,原來可能只是帶來打疫苗的新生兒,經過醫師聽診發現有心雜音時,當醫師說:「小寶寶可能罹患先天性心臟病,需要再做進一步檢查。」父母往往會頓時陷入愁雲慘霧中。

心雜音在嬰幼期是極常見的症狀,大多數嬰兒的心雜音會隨著漸漸長大而自動消失,少部分嬰兒的心雜音則可能因心室中隔缺損所引起,若缺損的狀況不嚴重,多數會在日後自動密合,小朋友只需定期回診、做心臟超音波追蹤檢查,

甚至不用限制其活動及特別的治療。

　　若一旦確定這小嬰兒有心臟病，臨床上經常發現媽媽往往成為這整個家族責怪的對象，或者父母親相互指責對方家族，是不是有基因缺陷卻不敢事先告知故意隱瞞。其實這些都是不應該也是不必要的；相反的，父母親甚至爺爺、奶奶、外公、外婆等所有家屬，都應該共同面對問題，充分與醫師合作，才能使病嬰獲得最好與最適當的治療。

「發紺型」先天性心臟病

　　發紺型心臟病是靜脈端來的缺氧血，未經過肺部進行氣體交換，而直接由心房中隔或心室中隔，流入左心房或左心室而到大動脈，造成全身發紺缺氧現象。這種常見的畸形，包括法洛氏四合群症、大動脈轉位症、三尖瓣閉鎖症等。

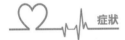 症狀

發紺型病童會出現：

● 嘴唇及四肢發紫現象。

● 手指及足趾也可能出現鼓錘狀。

● 早晨起床、哭鬧或劇烈運動時，病童可能會缺氧發作、呼吸急促、發紺更嚴重，進而致使血中的紅血球增加，造成血液濃稠，以致於流通不順暢，如此一來可能會導致腦血管栓塞，意即中風。

這類幼兒患者出生時，可先以「分流手術」暫做治療，依病情狀況，及早進一步做其他手術，若醫院的照顧能力與經驗足夠，盡可能在年幼時完成手術治療。

　　所謂分流手術，最典型的作法就是把主動脈的分支，如鎖骨下動脈連接到一側肺動脈，讓一部分缺氧的動脈血引流到肺臟，讓它起氣體交換的作用，這就是令人稱道的 Blalock 手術。這樣的手術雖然沒有完全解決結構的問題，但是卻有效地增加肺臟的血液循環，間接增加了全身血液的氧氣含量。

法洛氏四合群症

　　此病具備四種先天性心臟的畸形，是發紺性心臟最常見的病症，包括一個很大的心室中隔缺損；主動脈位於左右心室之間，也就是橫跨心室中隔之上；右心室的流出通道（或者可以稱為血液流出右心室的出口道）狹窄，呈現在瓣膜、瓣膜上或瓣膜下的阻塞；以及右心室的肥厚。10% 的病患還有心房中隔缺損，可以稱為五合群症，另外還有 10% 的有冠狀動脈畸形。

　　通常法洛氏四合群症的病患，因為右心室出口狹窄導致內部壓力升高，因此多屬右心室向左心室的血液分流，暗紅色的靜脈血流向左心室，把全身動脈血液的氧含量降低，所以從小就開始呈現發紺病症。

◎ 正常心臟

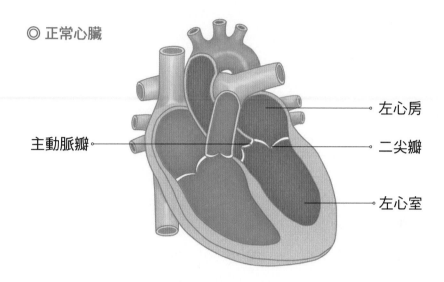

主動脈瓣 o————   o 左心房

                               o 二尖瓣

                               o 左心室

◎ 法洛氏四合群症的心臟

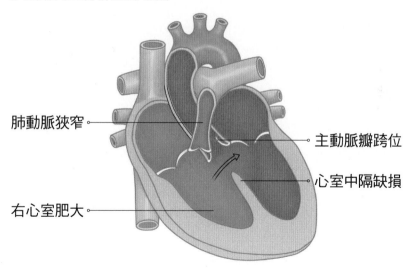

肺動脈狹窄 o————   o 主動脈瓣跨位

                               o 心室中隔缺損

右心室肥大 o————

症狀

　　法洛氏四合群症的幼嬰出生時，即會出現發紺的現象，嚴重者會突然發生缺氧昏迷，特徵是呼吸急速，隨即發紺加重，有的病患會失去意識、抽搐、腦血管意外甚或死亡。

　　這種突發性缺氧，比較不會發生在幼年或成人，大部分成人會發生呼吸困難和無力活動，或有慢性發紺的合併症，諸如紅血球過多症、血液黏度增高、血液凝固度不正常、手指呈鼓捶狀、腦膿瘍或中風，甚或心內膜炎。

醫療處置

　　法洛氏四合群症的嚴重度，取決於右心室流出通道的阻塞程度，如果阻塞程度嚴重又不手術矯治，一般病患皆死於幼年，約66%生存至1歲，40%生存至3歲，20%活至20歲，6%活至30歲，3%活至40歲。

　　手術矯治目的在解除症狀與延長生命，以往幼嬰被選擇用三種治標的方式之一，來增進肺臟血液的流量。這三種方法都在銜接主動脈與肺動脈，這樣可以增加肺臟的血液循環，

減輕發紺與增強活動度，這些手術名稱是：

● 上行主動脈與右肺動脈的相吻接。

● 下行主動脈與右肺動脈的相吻接。

● 鎖骨下動脈末端與同側肺動脈相吻接。

　　法洛氏四合群症的手術修補，經過幾十年的爭議，新近的作法是盡量在嬰幼兒時期即予以治本的手術，也就是完全的矯治手術，理由非常簡單，早期矯治不但保護心臟和其他器官，同時對這種疾病的病態生理也予以維護；但先決條件是，該醫療團隊對於幼兒的照顧必須要有相當的經驗。

　　雖然如此，體循環與肺循環的分流手術，還是有它的存在價值。如果有些嬰兒還合併有冠狀動脈左前降支的異常分支、肺動脈瓣的閉鎖、肺動脈的發育不全等，在嬰幼兒期無法施行完全的矯治手術，所以分流手術確實是對有些嬰孩有益的。

　　肺動脈瓣膜氣球成形術，也是一種保守的治療方式。在某些情形下，利用氣球將狹窄的肺動脈瓣膜撐開，有助於增加肺臟的血流，但許多法洛氏四合群症病患的肺動脈狹窄，是起因於右心室出口整個通道的狹窄，肺動脈瓣膜氣球成形術，矯治效果不大。

目前完全的矯治手術，是以縫閉心室中隔缺損，修補右心室搏出道的阻塞為主；病患若還很年輕，手術的危險性約3%，若成人則危險性在 2.5% - 8.5%，如果幼嬰體力非常衰弱，可採用前述的治標手術，先增進肺臟血流並使肺動脈擴大，以備日後做完全的矯治手術。病患無論是否接受矯治手術，隨時會有心內膜炎的可能，尤其在牙科或任何外科手術以前，都應接受預防性抗生素的預防。

　　通常法洛氏四合群症的矯治，從右心室切口可以得到極佳的視野，不但對心室中隔缺損一目了然，利於修補，同時對右心室的輸出道狹窄也一併解除，但是切開與修補右心室時所造成的疤痕，對右心室的功能可能造成損害，若情況允許最好採右心房切口，使用人工心肺機，將體循環與肺循環的分流及開放性動脈導管，均予以結紮。

「非發紺型」先天性心臟病

　　由於經由肺部進行氣體交換後，含氧的血經由心房中隔、心室中膈、或動脈導管回流至右心房或右心室，進而增加心肺的負擔。一般我們稱此為「由左至右的分流」。常見的畸形包括：心室中隔的缺損、心房中隔的缺損及開放性動脈導管。

症狀

非發紺型病童會出現：

● 多半沒有症狀，最多只是在健兒門診或感冒時，被聽到心臟雜音。

● 部分病童可能較容易有呼吸道感染、生長遲緩、易疲倦、餵食困難等。

● 嚴重者可能出現心肺衰竭的症狀，包括呼吸困難、肝臟腫大、心跳加速及心臟雜音等。

心房中隔缺損症

　　心臟左右心房的中隔有破洞，是常見的先天性心臟病；由於右邊心臟流的是含氧量低的暗紅色血液，左邊心臟流的是經過氧化的鮮紅血，所以中隔缺損會讓缺氧的血與含氧量高的血混合在一起，在初期因為左心房壓力較高，含氧量高的鮮紅血流會流向右心房，所以在膚色上看起來沒有差別，但是如果缺損大於 2cm，便造成大量血液的分流，使血液流向右心室多，讓右心房、右心室與肺動脈的壓力增加，若不處理，最終肺臟內部的血管阻力增加，這個時候含氧量低的右心房血液會流到含氧量高的左心房，再流到全身，此時膚色就會變成發紺的顏色。

　　先天性心房中隔缺損病患裡，成人約佔三分之一，婦女比男人多 2-3 倍，從解剖位置來看心房中隔缺損分三部分：

● 位心臟中隔上三分之一的病例最多，佔 75%。

● 位於中間部位併有二尖瓣膜的缺損，以及二尖瓣膜的閉鎖不全，佔 15%。

● 位於下方缺損，常有異常的肺靜脈回流至右心房或腔靜脈，佔 10%。

　　若心房中隔很小，血液從左心房分流至右心房的流量很少，通常沒有症狀，也無須任何縫合關閉缺損的手術。如果缺損很大，經年累月，血液分流至右側的心臟，造成右心室擴大而衰竭，便應該及早安排介入性或外科手術治療。

　　若已經達到發紺的現象，疲倦與稍活動便發生呼吸困難，甚至常常出現肺部感染，這時治療上就會更加困難。

手術方式

● 使用導管將一種網狀物置入左右心房之間，將缺損閉合。傷口小，但僅限於較小以及位置居中的心房中隔缺損。
● 用傳統開心手術的方式，在體外循環的協助下，將心臟切開，把缺損縫合。手術傷口較大，但缺損縫合的可靠性高，風險也非常低。

◎ 正常心房中隔

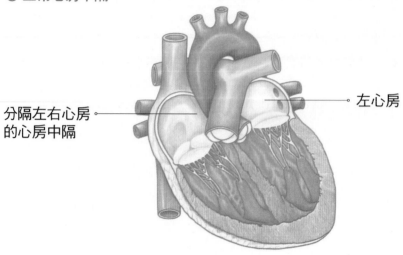

分隔左右心房◦
的心房中隔

左心房

◎ 缺損的心房中隔

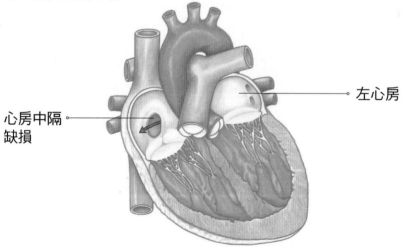

心房中隔◦
缺損

左心房

由封堵器經導管做的心臟修補手術

　　近年來由於材料科技的進步，可以製造出由網狀記憶金屬鈦鎳合金（Nitinol mesh）和聚酯防水織布（polyester fabric）製成的封堵器（occluder）。這些封堵器可以經由心導管方式，順著周邊靜脈或是動脈血管進入心臟，修補心房中隔缺損、心室中隔缺損、以及開放性動脈導管等先天性心臟病。為了適應各種先天性心臟病不同缺損或破孔的形狀，廠商也製造出各式各樣、大大小小、形狀不一的封堵器，有的像 yoyo 球，有的像瓶塞……

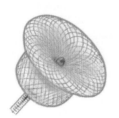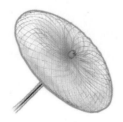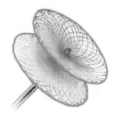

以心房中隔缺損手術的封堵器使用為例

　　這些封堵器置放後可以阻斷先天性心臟病不正常的左右血液分流，不用傳統手術就能修補許多先天性心臟病的異常，由於傷口小，病人術後恢復快，受到醫生和病人普遍的歡迎。

1、封堵器經導管穿過中隔處缺損後，將遠端傘打開。

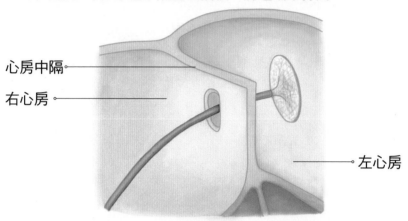

心房中隔
右心房
左心房

2、將遠端傘慢慢拉回，將缺損整個封住，再將導管往外拉回，鬆開近端傘。

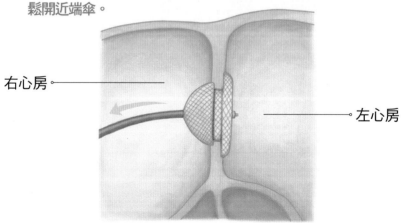

右心房
左心房

3、再將導管跟封堵器分開，兩個傘片將缺損夾住，最後只有封
堵器留在原處，完成手術。

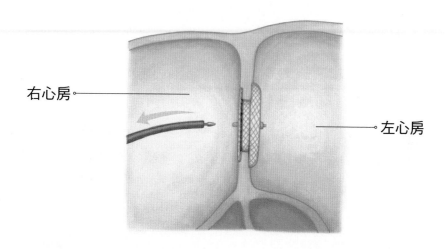

右心房

左心房

　　使用導管封堵器修補先天性心臟病的缺損，僅限於較小、
以及位置剛好適合的缺損。若是缺損太大，或是解剖位置不
佳，封堵器置入後可能會造成鄰近重要結構受到影響，或是產
生晚期併發症，這些案例不適合使用封堵器治療，必要時還是
以傳統手術治療為宜。

心室中隔缺損症

　　先天性心室中隔缺損，是幼嬰或小孩最常見的病症，男女相等。25%- 40% 罹病小孩在 2 歲前會自動封閉。從解剖上來說，心室中隔缺損 70% 發生在膜中隔部位，20% 在肌中隔，約 5% 發生在主動脈瓣膜下方，造成主動脈瓣膜閉鎖不全；5% 接近二尖瓣與三尖瓣交接處，造成房室溝部位的缺損。

　　心室中隔缺損的生理病理學影響，取決於缺損的大小，與體循環和肺循環的阻力大小有關。如果缺損很小，肺動脈的血液流量增加有限，不會造成生理上的影響，一旦左心室血液分流至右心室達到某一程度，肺動脈血管的阻力增加，血液分流早晚會變成右心室逆流至左心室，這時候就會如同前述的心房中隔缺損所造成的肺高壓一樣，嘴唇及四肢呈現發紺，並呈現鼓錘狀指形。

醫療處置

　　若缺損很小，肺動脈壓力正常，患者沒有症狀，無須手

術治療，平時要注意預防心臟內膜炎，比如拔牙前，或外科手術前，須先服適量抗生素，如果發生感染性心內膜炎，則需及早給予抗生素治療。若缺損較大，可能會造成左心室衰竭，或肺動脈高壓症，則需手術縫閉心室中隔缺損。目前雖然也有人在研發經由導管封堵的方法來治療，但是併發症的機率還是很高，因為除了肌肉型心室中隔缺損，它的位置都極接近主動脈瓣膜，往往在封堵後卡到主動脈瓣膜，嚴重影響心臟功能。

◎ 正常心室中隔

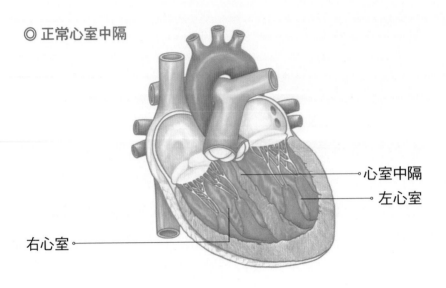

心室中隔

左心室

右心室

◎ 心室中隔缺損

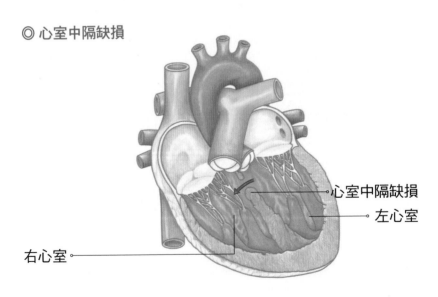

心室中隔缺損

左心室

右心室

動脈導管開放症

　　在接近左鎖骨下動脈的位置，動脈導管連接下行主動脈與左肺動脈。胚胎期媽媽的動脈含氧血液經由臍帶流向寶寶的身體，血液再經過肺動脈及動脈導管而流入下行主動脈供應寶寶。在正常情況下，出生後動脈導管便自行關閉；但有些嬰兒並未自行關閉，血液會繼續從主動脈流向肺動脈，而成為血液的分流。這在先天性心臟病裡佔 10%，孕婦若感染德國麻疹、新生兒出生在海拔高地或早產等，得此病症的機率比較高。

　　若動脈導管很小，心電圖和胸部 X 光攝影均正常；若動脈導管較大，則從左至右的血液分流，使左心房與左心室擴大，從胸部 X 光裡可以明顯的呈現肺臟充血、肺動脈擴大、上行主動脈也變大，一旦肺動脈高壓出現，右心室會呈肥厚。

◎ 正常關閉的動脈導管

正常之動脈導管韌帶 ○————

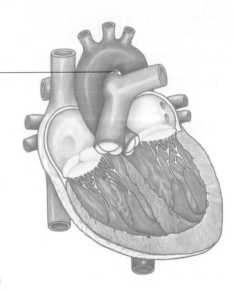

◎ 未自行關閉的動脈導管

————————————○ 未閉鎖之動脈導管

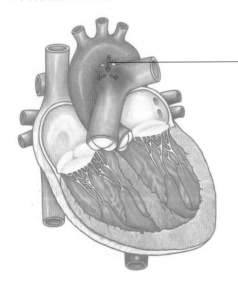

醫療處置

　　動脈導管開放症，在嬰幼時若沒有自動封閉，便難再關閉。目前大部分單純動脈導管開放症可考慮以心導管介入術阻塞器方式治療。

● 導管若很小，患者會有正常壽命，不過會有感染心內膜炎或發生肺栓塞的風險。

● 中等大小以上的導管開放症，待年歲增長，會發生疲倦、呼吸困難或心悸等症狀，日久導管本身會變成動脈瘤或鈣化，甚或發生破裂。一旦導管變得很大，血液分流增強，則會釀成左心室衰竭，最終也會導致肺動脈血管阻力增加，變成無法治療的情形。若肺動脈血管阻力，超過體循環血管阻力時，則血液分流逆向，情況與心房中隔缺損末期肺動脈壓升高一樣形成右向左的分流，此時的病患無法進行手術矯治，他們的平約壽命約 40 歲，會因為心臟衰竭、肺動脈血管高壓症或心內膜炎而死亡。

「阻塞型」心臟畸形

　　包括肺動脈瓣膜狹窄與主動脈瓣膜狹窄，這些病童若合併其他畸形，可能引發心衰竭的症狀，需要盡快接受治療。

◎ 肺動脈瓣膜狹窄　　　　◎ 主動脈瓣膜狹窄

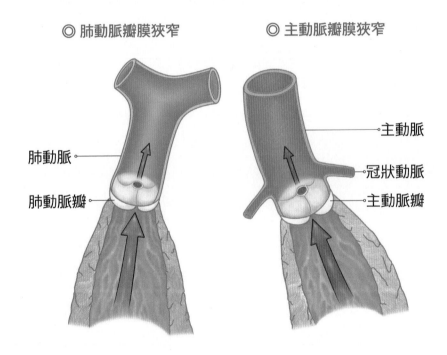

肺動脈

肺動脈瓣

主動脈

冠狀動脈

主動脈瓣

Eisenmenger 氏症候群

Eisenmenger 氏症候群的患者，起因於大量的左心往右心的血液分流，例如心房中隔缺損，心室中隔缺損，動脈導管開放症等，時日久了就會造成嚴重的肺臟血管病變及肺動脈高壓症，最後甚至變成右心往左心的反向血液分流。

左向右的分流，會讓肺臟血管不但增加血液流量，同時也增加壓力，最後變成肺臟血管壁增生與阻塞。最初血管形態的改變，是肺動脈中層的增厚，內層纖維增生及毛細血管與小動脈血管的阻塞，早期這種改變是可以經由手術恢復的。

但當疾病繼續惡化，肺臟血管發生阻塞，增加肺動脈血管的阻力，日久之後，肺臟血管阻力超過體循環阻力，血液分流逆向，手術矯正就會無效，治療方式僅剩肺臟移植或心肺移植一途。

Eisenmenger 氏症候群的肺臟血管形態改變，從幼童開始，至於症狀直到孩童晚期或成人早期才出現，因此往往會被病患的家長忽略。有些家長擔心小孩太小，認為接受醫治會讓小孩受罪，反而擔誤病情，害了小孩。

病患的早期症狀源於肺臟鬱血，肺臟血管阻力增加，而當血液分流減少，右向左的分流發生，呈現發紺狀況，病患的活動受到限制，且稍有活動即呼吸急促、心悸、心房顫動、紅血球過多症、黏稠過度、頭痛、疲倦、暈眩及吐血等，此時才手術為時已晚。

一旦診斷證實後，患者 80% 能活 10 年，42% 則活 25 年，若合併有心律不整患者，可能會突然去世，也有 Eisenmenger 氏症候群患者，因心臟衰竭、咳血、腦膿瘍、中風等去世，去世前的生活品質非常不好。

醫療處置

● 患者應避免勞力或高山工作。

● Eisenmenger 氏症候群的婦女應避免懷孕，因為易招致流產與孕婦及胎兒的死亡。

● 患者有中等程度以上的症狀，如血液黏稠度、血色素過高，可做放血與等量水分的補充，但卻非很有效的治療。近來有一些新的標靶藥物治療，目的在降低肺動脈的血管阻力，病患的症狀可得到部分的緩解。

　　一旦病患需要接受非心臟的手術，手術前需要慎重的麻醉術，應注意體循環系統的血管阻力，準備手術前，預先放血 500-1000cc，並等量補充鹽水，要保持紅血球濃度在 65%，並避免血液栓塞的合併症。治本的療法，是肺臟移植或心肺移植，但肺臟移植手術的成功率與長期效果還未臻完善，內科的治標療法雖預後不佳，卻是唯一途徑。

Ebstein 氏畸形症

　　是三尖瓣膜的異常，其中三葉瓣膜裡面的後葉瓣膜與中隔瓣膜向右心室腔異常往下凹陷，而前葉瓣膜不但很大，且異常附著在右心室壁，造成部分肌肉性的右心室變成薄膜型的右心房，使右心室變小，並且還造成三尖瓣膜閉鎖不全或狹窄。80% 的病患會有左右心房之間的心房中隔缺損或卵圓孔的閉鎖不全，因此造成從右至左的血液分流。

　　Ebstein 氏畸形對血流的影響，仰賴三尖瓣膜的解剖異位與功能的異常來決定：

● 如果病患的三尖瓣膜只有輕度的向下凹陷，則瓣膜的功能正常，僅有輕度三尖瓣膜閉鎖不全的現象。

● 如果瓣膜凹陷嚴重或前葉瓣膜異常附著，造成瓣膜功能不正常，及重度三尖瓣膜閉鎖不全，使右心房壓力增高，若合併心房中隔缺損或卵圓孔的閉鎖不全，則會導致血液從右心房分流至左心，產生發紺的現象。同樣的臨床症狀在新生兒或

嬰幼兒更會發生嚴重的心臟衰竭情形。

　　婦女懷孕後，若發現胎兒有 Ebstein 氏畸形症，胎死腹中的機會很高。一旦出生的新生兒不但常會發紺，還有可能心臟衰竭。如果肺動脈血管的阻力在出生後順利降低，初生兒會得到短暫的紓解，而有些依賴動脈導管供應肺循環的小孩，一旦動脈導管封閉，肺動脈血液流量減少，則病況加劇。

　　成人的 Ebstein 氏畸形，病況取決於心臟的大小、有無發紺、有無「陣發性心跳過速」，這種心跳過速會造成心臟衰竭與發紺加劇，甚至昏厥。心房中隔缺損，會釀成異常的栓塞、腦膿瘍甚至死亡。

醫療處置

　　修補或置換三尖瓣膜，及縫補心房中隔缺損。

川崎氏（Kawasaki）症候群

　　是一種出生後的感染性小兒心臟病，嚴格講起來不是先天性心臟病，究竟是細菌感染抑或是病毒引起，目前仍無法確知。

　　川崎氏症候群是 1961 年，由日本的川崎富作醫師在一位年僅 4 歲的小病童身上發現，當時小男孩整個口腔紅腫、脖子腫痛、結膜炎、高燒 2 周，在使用類固醇後病況穩定下來，但當時沒有任何人知道他得的是什麼病，所以川崎富作博士只好在病歷的診斷項目上寫著 unknown，意思是未知的疾病。

　　川崎氏症已發現五十餘年，發生的原因仍然不明，但會造成心臟冠狀動脈的內皮組織損傷，血管因病變產生擴張現象而形成冠狀動脈瘤，病變的血管可能因為斑塊淤積在動脈瘤而產生血栓，也可能讓受損的血管變狹窄、阻塞，嚴重者可能引發心肌梗塞而死亡。

　　由於初期症狀不明顯，可能不容易做出診斷，臨床上曾有父母因小朋友手腳末端與嘴唇都微腫，原以為只是過敏的關係，但接連著幾天發燒，不舒服的情形又沒有改善，轉到大醫院就診後才知道原來不是過敏的發炎反應，也不是一般流行性感冒，而是較少見的川崎氏症。

　　因此，病童若反覆高燒不退、頸部淋巴結腫大、嘴唇紅腫乾裂、眼結膜充血發紅，建議應該到大型醫院就診，進行心臟超音波檢查，若有冠狀動脈擴張發炎的狀況，即可確定是川崎氏症。

　　確診後，治療上建議症狀發生的 4-10 天內，注射免疫球蛋白以調節細胞激素產生、中和病原體或細菌，因為免疫球蛋白具有免疫調節的作用，可以抑制發炎狀況，同時依據病況投予適量的阿斯匹靈，以防止血栓產生。一般而言，患童中約有 10% 急性症狀消失後，仍會有冠狀動脈瘤，其中三分之二會慢慢好轉，剩下三分之一則需長期使用低劑量阿斯匹靈，預防日後發生心肌梗塞。

此病好發於 5 歲以下的小朋友，尤其免疫力較弱的幼童須特別注意。臨床上發現，男童發生的比率又較女童略高，而亞洲人罹患的機率又比西方人多。大體而言，不是極為常見的病症，依據資料顯示，臺灣每年每 10 萬名 5 歲以下的兒童人口中，約有 17-25 個病例。若能盡早做出診斷，投予藥物治療，大部分患者都能痊癒恢復健康，接下來只需定期回診，注意生活及飲食習慣，以預防日後發生心臟血管等相關病變。

瓣膜性心臟病

　　瓣膜的功能，就像單方向打開的門閥般，讓心臟內的血液流往正確之方向，避免產生逆流。

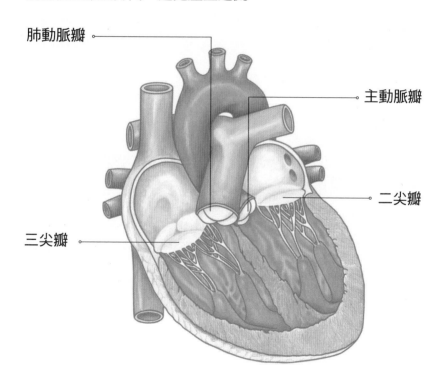

肺動脈瓣

主動脈瓣

二尖瓣

三尖瓣

心臟瓣膜疾病是指心臟瓣膜出了問題，包括了：

● 單純的閉鎖不全或狹窄，或是結合兩者均有。

● 是單一瓣膜的問題，也可以是多個瓣膜的問題。

造成心臟瓣膜疾病的原因，可以是先天性雙瓣性主動脈瓣、抑或後天性的感染或退化，如風濕性心臟病、細菌性心內膜炎，與退化性的瓣膜腱索斷裂；冠狀動脈疾病如心肌梗塞也可能造成瓣膜關閉上的問題，使得心臟的血流無法維持正常的功能，產生逆流，導致全身循環血量的不足而增加心臟負擔，到後來更可能導致心臟衰竭。

風濕性心臟病

在醫藥不很發達的地區，風濕熱是引起心臟瓣膜疾病最普遍的原因，引起二尖瓣膜與主動脈瓣膜的病變各佔一半，多因年輕時曾罹患風濕熱。風濕熱是鏈球菌引起的上呼吸道感染，這種傳染性疾病，以扁桃腺炎為主，若未給予抗生素的治療，它可能侵犯關節、心臟及皮下組織，當此感染變成慢性後，心臟瓣膜即遭到各型病變，進而逐漸加劇而導致死亡。

一般而言，這種疾病多發生在熱帶或亞熱帶，居民擁擠

地區，環境衛生較差時容易發生風濕熱。自從抗生素藥物發明後，才能以盤尼西林（Penicillin）控制住。因此遭受鏈球菌感染時，需立即就醫治療並正確使用正確的抗生素，而不可輕忽。

退化性心臟瓣膜疾病

　　瓣膜本身因長久使用而退化，造成閉鎖不全，主要發生於主動脈瓣和二尖瓣瓣膜。

◎ 主動脈瓣正常開

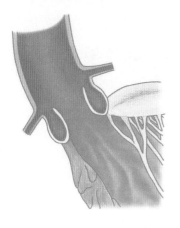

◎ 主動脈瓣正常關

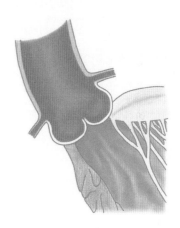

◎ 主動脈瓣狹窄（下圖顯示主動脈瓣因鈣化而導致狹窄）

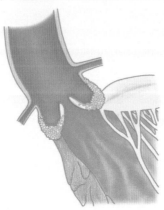

心內膜炎

　　為急性心臟瓣膜疾病，是因遭受某種細菌感染，如蜂窩組織炎等造成心臟內膜及瓣膜產生發炎現象，主要症狀為高燒不退，有類似狀況時宜盡速就醫，做細菌培養，再施予正確的抗生素，否則極可能在短時間內發生瓣膜閉鎖不全，或其他併發症如細菌贅生物掉落引起的血管栓塞，如中風等併發症，甚至導致心臟衰竭。

心肌梗塞引起的二尖瓣膜閉鎖不全

　　當心肌梗塞時，由於可能對二尖瓣瓣膜的乳頭肌造成影響，而使二尖瓣瓣膜閉鎖不全。

外傷造成瓣膜破壞

因外力高壓撞擊造成瓣膜的破壞，進而導致瓣膜閉鎖不全。

先天性心臟瓣膜疾病

例如「雙瓣性主動脈瓣心臟病」，雙瓣性主動脈瓣，雖在年輕時不會有任何症狀，但長年下來還是有可能造成主動脈瓣的狹窄或閉鎖不全。

常見的「二尖瓣瓣膜脫垂」，是二尖瓣瓣膜因長期鬆弛、脫垂，使得心臟瓣膜有閉鎖不全的現象。

症狀

二尖瓣瓣膜脫垂常見症狀為胸痛和心跳加速，並好發於年輕瘦長型的女性，故需定期回診追蹤心臟瓣膜損壞的程度。

二尖瓣膜狹窄症

　　風濕熱在過去是造成心臟瓣膜疾病的重要原因。大概近半個世紀以來，基於一般民眾居住條件改善，扁桃腺發炎用抗生素治療，使風濕熱的再發生率下降，風濕性心臟病的發病率也隨之減少，特別是在先進國家，但是在熱帶落後國家還是一個問題。

　　除此之外，先天性心臟病、退化及感染，也可能造成二尖瓣膜狹窄。若為風濕熱引起，約 25% 是單純的二尖瓣膜狹窄，另外有 40% 是二尖瓣膜的狹窄與閉鎖不全，其中三分之二的病患是女性。

◎ 正常心臟瓣膜

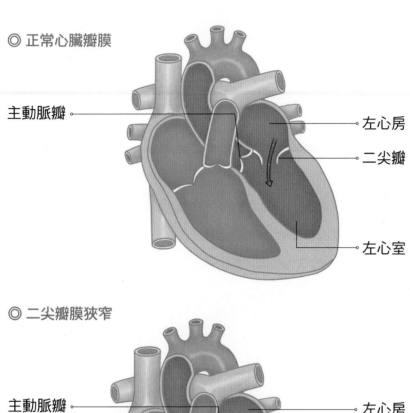

主動脈瓣 ○————

————○ 左心房

————○ 二尖瓣

————○ 左心室

◎ 二尖瓣膜狹窄

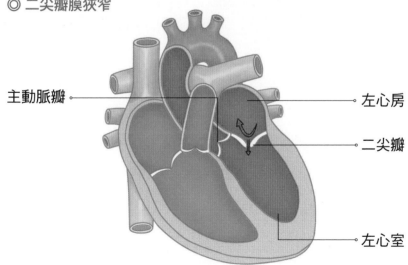

主動脈瓣 ○————

————○ 左心房

————○ 二尖瓣

————○ 左心室

◎ 正常開的二尖瓣橫切面

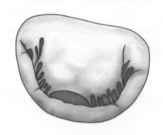

◎ 正常閉合的二尖瓣橫切面

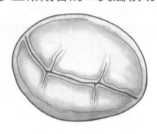

◎ 二尖瓣狹窄

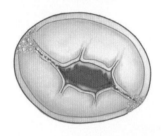

　　風濕性心臟病的二尖瓣膜的瓣葉，因為纖維化與鈣化，整片變厚，瓣膜間的接觸面沾黏，腱索也因連接而變短，瓣膜的葉片僵硬，使瓣膜呈漏斗形狀，而稱為魚嘴膜。這些變化起初是因為風濕熱引起，隨後是血流沖擊而變成畸形甚至鈣化。而它引起的心律不整，也可能導致血栓的形成與動脈的栓塞。

　　二尖瓣膜狹窄，造成心臟血液從左心房流入左心室發生

阻塞，正常二尖瓣膜的口徑約 4- 6cm²，一旦口徑小於 2 cm²，舒張期血液回流受阻，繼續惡化下去，當口徑小於 1.0 cm²，左心房流往左心室的血流阻力增加，形成左心房與肺血管高壓症，間接使右心室承受過度壓力的負荷，造成右心室的擴大，同時左心房也變得很大，左心房擴大到一個程度後，就會引起心房纖維性顫動，而心房纖維性顫動也會降低心臟的輸出量。

♡〜〜∿ 症狀

臨床上一般風濕熱發生在 10-12 歲，至於症狀常在 25-30 歲呈現。當肺臟靜脈高壓症出現時就會造成呼吸困難、也可能產生心房纖維性顫動，因為血液積蓄在左心房的心耳，容易發生心房血栓，甚至有可能因為血栓掉落而流到身體其他部位如腦部，造成中風的併發症。

孕婦因在妊娠後期血液量增加，使得肺臟壓力增高，由於左心房的擴大，壓迫氣管的主支，可能使患者持續咳嗽，也可能導致小血管的破裂而咳血。但是在嬰兒出生後，媽媽血液循環量減少，症狀也會改善。

檢查方式

心電圖檢查

胸部 X 光影像

因為肺主動脈凸、肺上葉靜脈擴張、左心房的擴大，將食道向後推擠，使心臟左側邊緣呈斜直線。

心導管檢查

可測出二尖瓣膜狹窄的程度，由左心房與左心室的壓力差別算出二尖瓣膜的口徑。可測量肺動脈的壓力，得知狹窄的程度。通常二尖瓣膜的平均口徑在 1 公分以下應採取手術治療。

心臟的超音波檢查

超音波是利用聲波的反射來探測物體的遠近及大小，心臟超音波影像是將反射回來的訊號，經電腦計算後形成即時成像（real-time）的心臟二維影像及彩色血流影像，可讓臨床醫師直接對各部位的結構進行形態上的觀察、評估與測量。再加上都卜勒（Doppler）的應用，超音波檢查可以測量血流或組織的移動速度，也可進一步利用「白努力流體定律」將

血流速度換算成壓力差，測得許多臨床上有用的數據，評估瓣膜及心臟結構功能。

接受胸前心臟超音波檢查的病患，需穿著輕便舒適的衣物，方便受檢時向上拉高或解開鈕釦。檢查中左側臥於床上並保持心情平靜，檢查人員將超音波探頭置於前胸及上腹部位置進行檢查。藉由心臟超音波可以知道心臟的大小、結構及功能是否正常，及血液在各腔室內流動情形、流速，及瓣膜部分是否有血液逆流的現象。

超音波唯一的限制是會受空氣與骨頭的阻礙，而無法取得清晰的影像，如肺氣腫或是過度肥胖的病人，其影像解析度會受影響而導致診斷上的困難。心臟超音波檢查為非侵入性檢查，沒有顯影劑或輻射線的風險，必要時可重複進行檢查，在臨床上對各種心臟病的診斷有很大幫助，因此為第一線最常用的診斷工具。

藉由心臟超音波檢查可得知

- 心臟腔室的大小是否正常。
- 心室壁有無增厚情形。
- 心室壁肌肉運動正常與否。
- 心臟收縮及舒張功能的好壞評估。
- 心臟瓣膜結構是否異常，有無瓣膜脫垂、狹窄或閉鎖不全的情形。
- 量測通過瓣膜的血流及速度，評估心臟腔室之壓力大小。
- 心包膜是否積水、發炎。
- 心臟內是否有血栓、贅生物形成。
- 主動脈有無擴大或剝離情形。
- 先天性心臟病檢查，例如：心房中隔缺損、心室中隔缺損等。
- 心肌梗塞後之病人追蹤。
- 心臟鄰近的縱膈腔病變，如腫瘤等影響心臟有時也可能偵測到。

三維或四維彩色立體的心臟超音波

　　過去心臟超音波是二維影像，常會有些死角無法完整顯現，使得醫師在診斷病情時缺少足夠資訊來診斷病情。最新的四維彩色立體心臟超音波，是結合了電腦與超音波的即時三維影像，可即時顯示出心臟各個結構的三維立體空間動態影像。

臨床上，醫師可從各個角度觀察心臟結構，了解心臟瓣膜、腔室及大血管之間的相互關係，也可儲存影像，再透過電腦來運算，每一個切面皆可上下左右前後旋轉，顯示出醫師有興趣的切面，診斷構造上有沒有異常情況。在臨床應用上可作為診斷先天性心臟病、複雜性心臟位置異常，或瓣膜性心臟病的應用，不但讓心臟科醫師能夠做出最正確的診斷，也可讓心臟外科醫師在心臟手術前更了解患者的病情，有助於手術計畫之擬訂。四維彩色立體的心臟超音波，也可作為心臟外科手術中的即時監視器，評估手術矯正心臟疾病的成效，使手術更加完善。

內科的醫療處置

● 若為溶血性鏈球菌傳染引起的心肌內膜炎，可以盤尼西林預防及治療。對有症狀的病患，宜限制食物中的鹽分及服用利尿劑。
● 如果病患有心房纖維顫動常常心跳變得很快，可服用毛地黃使心跳變慢，同時建議長期服用抗凝血劑（Warfarin，香豆素），以避免血栓的形成與栓塞。
● 若病患二尖瓣膜狹窄症並不嚴重，而心房纖維顫動最近才發

生，可以用藥物治療使心跳回復規律性的心跳搏動，否則用電擊回復規律性心跳搏動；但最好在電擊前服用三個星期的抗凝血劑。

● 患者二尖瓣膜狹窄口徑約 1.7cm² 時，若沒有中度以上嚴重的瓣膜逆流，可以採二尖瓣膜氣球擴張術，使用導管由靜脈、右心房、心房中隔、進入左心房後，再經過狹窄的二尖瓣，到左心室慢慢鼓脹氣球，達成二尖瓣膜擴張目的。

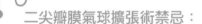

二尖瓣膜氣球擴張術禁忌：

左心房內有血栓（可能會因為碰觸到導管而掉落），或已有中度以上的二尖瓣瓣膜閉鎖不全時，禁用二尖瓣膜氣球擴張術。

外科的醫療處置

在 1923 年經 Harken 醫師在波士頓的 Brigham and Woman 醫院首先以外科手術矯治，早期所採用的手術方法，是經左側胸腔，以右手指從左心耳進入左心房，然後用瓣膜擴張器，由左心室插入，在右手指引導下，用瓣膜擴張器擴展預定之

尺寸，此項手術即完成。至於現在的開心手術，在心臟打開直視的狀態下直接把瓣膜切開或換掉，這是在 1950 年代有了人工心肺機的發明以後才得以實現。

這項手術不但要分開瓣膜的黏合，瓣膜下的黏合也被分開；乳突肌、腱索均清晰的分離；並將沉著的鈣質取出，讓二尖瓣膜的功能增進，同時還能將心房的血栓取出。這項手術的危險性約 2%，但約半數的病患經過 10 年後，還需另一次手術，若考慮到這點，就要將瓣膜換成人工瓣膜了。

理想的人工瓣膜應具備條件

● 經久耐用避免另次手術。

● 容易手術植入。

● 手術技術上無需複雜的經驗。

● 理想瓣膜的植入能夠從非侵入性或極微小的切口達成。

● 瓣膜的開闔應該非常安靜。

● 瓣膜不引起血液栓塞，無須服用抗凝血劑藥物。

● 不會破壞血球或任何血液原素。

● 不妨礙正常血流無任何阻力。

但實際上，尚無任何人造瓣膜能完全符合上述條件。

二尖瓣膜閉鎖不全症

　　嚴重的二尖瓣膜閉鎖不全，因為左心室的血在收縮期又逆流回到左心房，除了減少心臟輸出量外，還讓左心室做虛工，導致左心房與左心室都擴大，左心室擴大的結果更會使心房與心室之間的二尖瓣環擴大，進一步影響瓣膜閉闔，久而久之也可能使瓣膜的瓣尖蜷縮甚至腱索斷裂。

◎ 正常瓣膜閉鎖

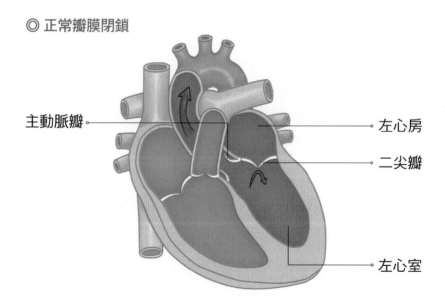

主動脈瓣

左心房

二尖瓣

左心室

二尖瓣膜的閉鎖不全，如前所述，可能是先天性的畸形、風濕性、心內膜炎、二尖瓣膜脫垂、腱索斷裂、心肌梗塞壞死，甚至有可能是任何原因的心室擴大如心肌症等。若為慢性風濕性心臟病所造成的二尖瓣膜閉鎖不全，約三分之一罹病的患者是男性，且會隨病情的發展，令瓣膜變得僵硬、變形。

　　除了風濕性心臟病，常見的另一種原因是二尖瓣膜脫垂，就是二尖瓣膜的游離邊緣，在關閉時較它附著的瓣膜環的位置要高，其實就是腱索比較長所造成，結果導致兩片瓣膜無法密合與血液逆流，這種狀況常常與腱索斷裂有關。至於二

◎ 二尖瓣膜閉鎖不全

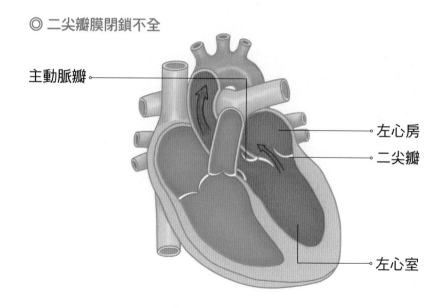

主動脈瓣

左心房

二尖瓣

左心室

尖瓣環的鈣化，大多因退化性病變，這種現象多發生在年老的婦女。

♡ 症狀

　　病人會呈現疲倦、稍動則氣喘和端坐呼吸（無法躺平休息）。慢性嚴重的二尖瓣膜閉鎖不全，連帶會造成左心房壓力升高，間接導致肺動脈壓升高，最後會造成右側心臟衰竭，三尖瓣膜逆流，整個靜脈回流系統的壓力升高，肝臟鬱血性疼痛、腳踝腫脹、頸部靜脈鼓脹與腹水等。

　　使用心電圖檢查時，左心房擴大，如肺動脈壓力增高時，右心房也擴大，慢性病患都會有心房纖維顫動。

　　用胸部 X 光攝影，可清晰看出左心房與左心室突出，繼之變得很大，形成右側心臟邊緣凸出、肺臟靜脈充血、肺間隙組織水腫等。二尖瓣瓣葉的鈣化與瓣膜環的鈣化，是慢性二尖瓣膜狹窄閉鎖不全的變化。

　　若使用心導管檢查，利用左心房與左心室的壓力，可以測出二尖瓣膜閉鎖不全的程度。而心臟超音波檢查可以清晰

地看見血液逆流返回左心房。

治療過程

血管收縮素轉化酶抑制劑（Angiotensin Converting Enzyme Inhibitor，ACE inhibitor）的心臟用藥，對二尖瓣膜閉鎖不全會有些幫助，若能將心房纖維性顫動轉換成正常心律對患者幫助很大，但是心房纖維性顫動是結果而不是原因，所以到了這種程度的時候可能多半需要手術治療。為了預防左心房內部血栓的形成，要使用抗凝血劑以免造成嚴重的栓塞。

手術治療前要做心導管攝影檢查，一方面是了解心臟功能、肺壓、心輸出量、肺血管阻力，另一方面要排除冠心病。若心臟血管有狹窄，得一併施行冠狀動脈繞道手術。

二尖瓣膜閉鎖不全，宜做瓣膜修補整形術

但是對瓣膜受風濕熱的損害及血流沖擊的破壞，瓣膜變形、蜷縮、鈣化時，做二尖瓣膜的修補整形術有時的確非常困難，那麼就要把瓣膜整個換掉。若手術前的整體狀況不是太差，手術的危險性約 1%。

主動脈瓣膜狹窄症

　　主動脈瓣膜狹窄症在慢性心臟疾病裡佔四分之一，約 80% 是男性，主要造成原因不外是先天性、風濕熱及退化性，在華人有很大比例的病患是先天性，那是因為主動脈瓣膜只有兩片瓣膜的異常結構（正常是三片），通常到三、四十歲，才逐漸出現瓣膜增厚與鈣化的現象。當然風濕性或心內膜炎，也可以使主動脈瓣膜各葉之間沾黏進而造成狹窄。

　　正常主動脈瓣膜的開口約 2.5- 3.5cm，當狹窄至 1.0-1.2cm 口徑時，屬於中度狹窄，直到狹窄的口徑小於 0.8 cm 以下時會出現症狀，左心室的搏出道狹窄，使主動脈與左心室之間形成壓力差，因為要用很大的力氣才能把血液輸出到主動脈，左心室會變得擴大與肥厚，到後來也可能引起心房纖維性顫動。

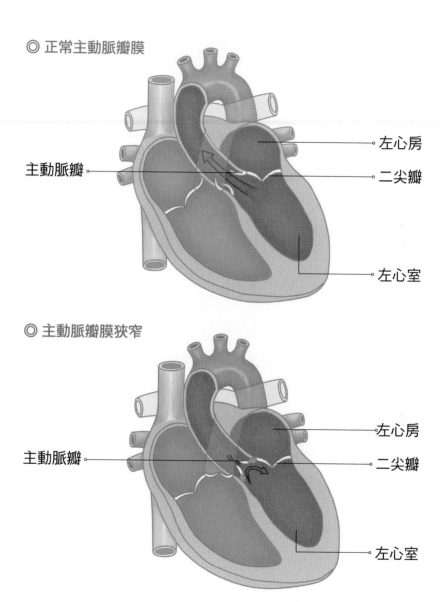

◎ 正常主動脈瓣膜

左心房

主動脈瓣

二尖瓣

左心室

◎ 主動脈瓣膜狹窄

左心房

主動脈瓣

二尖瓣

左心室

雖然有主動脈瓣膜狹窄，絕大多數病人都沒有症狀，直到六、七十歲嚴重的時候才出現活動性呼吸困難、心絞痛及昏厥。有些人不在意，往往拖延太久，來到醫院的時候已經有左心室衰竭與肺水腫，常常搶救不及。

主動脈瓣膜狹窄嚴重時也可能會造成心肌梗塞，尤其很多病患本來就合併有冠狀動脈疾病，發生問題的時候就更不易處理。

心房纖維顫動，是左心房的壓力增高，這表示左心室的衰竭與二尖瓣膜也受到侵害。很多主動脈瓣膜狹窄的病人，不但瓣膜都已鈣化，年老的患者特別要注意肝臟、腎臟及肺臟功能。瓣膜置換前，手術的危險性全維繫在手術前的血流力學與臨床症狀；若已有症狀而不治療，3 年的存活率約50%，而若用生物組織瓣膜來置換主動脈瓣膜，約 10-15 年內瓣膜需要再次手術。

透過心電圖檢查，呈現左心室肥厚。從胸部 X 光攝影可看出心臟擴大，主要是搏出道的阻塞，使左心室肥厚，若無

擴大，則心臟的心尖呈圓形，也可能可以看到瓣膜的鈣化。

　　心臟超音波檢查是最明確的診斷工具，可以很清楚地看到鈣化情形，檢查其他瓣膜的狀況，測量跨主動脈瓣膜的壓力差等。通常只有在要做手術的時候做心導管檢查，目的是看冠狀動脈有沒有狹窄，以備同時處理主動脈與冠狀動脈。

　　患者有嚴重的主動脈瓣膜狹窄症，應避免體力勞累，縱使沒有症狀，也應限制食鹽攝取。

主動脈瓣膜閉鎖不全症

　　很多疾病能造成主動脈瓣膜的閉鎖不全，如心內膜炎、風濕熱、瓣膜退化性病變、先天性疾病（雙瓣）、主動脈瘤，與主動脈剝離等。

　　主動脈瓣膜嚴重的閉鎖不全，在每一次心臟收縮完畢的時候將有大量血液從主動脈逆流回左心室，使心室於舒張期末尾的血量增加，而搏出量必須比正常情況下多出 2- 3 倍，在承受如此大的負荷下，心室必須擴大與增厚。久而久之，左心室的收縮功能終會衰退，左心室的擴大與壓力增高，讓二尖瓣膜也開始閉鎖不全，最後心臟衰竭。

症狀

　　剛開始心臟會盡量加強收縮力，心室功能明顯衰退時才會出現活動耐受力減低、心悸、稍動氣喘或心絞痛的症狀。

從心電圖檢查，初期很正常，隨後左心室肥厚，主動脈瓣膜閉鎖不全嚴重時，心房纖維顫動也呈現。由胸部 X 光攝影可見心臟擴大、心尖被擠向左下。而透過心導管檢查可以看到注射的顯影劑，從主動脈逆流至左心室，並顯示出閉鎖不全的程度，病患若有左心室衰竭，可測知左心室的舒張末期的壓力，通常高達 15-20mmHg，而肺動脈壓力也上升，最後從冠狀動脈攝影檢查，可以證實有無冠狀動脈病變。如同主動脈瓣膜狹窄，心臟超音波是最方便又精確的檢查。

　　主動脈瓣膜閉鎖不全，一旦呼吸困難及活動度減低，應考慮手術治療，若術前狀況還不是太差，手術危險性極低，但是若主動脈瓣膜閉鎖不全是因為主動脈瘤或主動脈剝離所造成，那麼主動脈根部就必須隨著主動脈瓣膜一起換掉，手術的困難度會增加，風險也比較高。因為組織比較脆弱，主動脈瓣膜的修補成功率比較不高。

◎ 主動脈瓣膜正常關閉

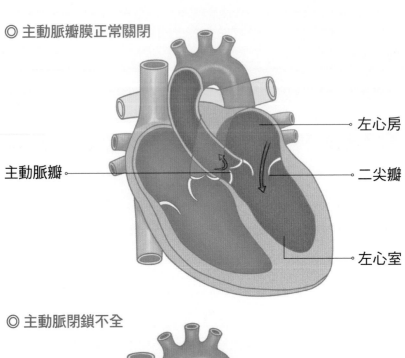

主動脈瓣 ○————————————————————

————○ 左心房

————○ 二尖瓣

————○ 左心室

◎ 主動脈閉鎖不全

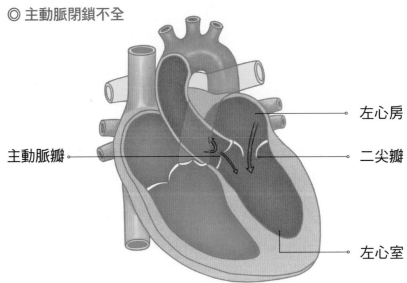

主動脈瓣 ○————————————————————

————○ 左心房

————○ 二尖瓣

————○ 左心室

心臟瓣膜手術

根據本院與國內外文獻報告，呈現心臟瓣膜手術術後併發症可能有：手術後出血、心律不整、腎臟衰竭、感染（如：肺炎或肺擴張不全、菌血症、尿路感染、傷口感染、感染性心內膜炎等）、腦血管病變(即腦中風或腦出血)、缺氧性腦病變、消化系統功能異常、腸胃道出血、肝功能異常或衰竭、內分泌系統病變、遲發性心包膜積液，或是手術後傷口疤痕等，乍看會覺得非常危險，但是由於技術的進步與經驗的累積，現在的風險已經降低很多。

心臟瓣膜手術是一項高難度的外科手術，手術具有相當的危險性，危險性與併發症的發生，主要決定於手術前病患的心臟功能，術前的心臟功能會以紐約心臟醫學會分級來做參考（請參閱第 188 頁的心臟衰竭分級表）。

一般而言，在經驗豐富的醫院，單一瓣膜的危險性為1-2%，雙瓣膜則為 2-3%，如果手術中又加上其他如冠狀動脈繞道手術、主動脈重建手術等，則手術危險性也會相對提高。除此之外，手術的危險性也要視病患年齡、身體其他器官功能，是否伴隨其他器官疾病的嚴重度及手術麻醉的危險

性而定。

人造瓣膜的種類

在心臟瓣膜手術的置換中，人造瓣膜大致可分為：

金屬瓣膜

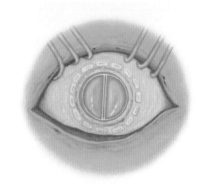

使用堅固而質輕的金
屬所製造，結構與人體本
身瓣膜大不相同，但在功
能上則是相同的。

金屬瓣膜雖不引起排
斥現象，但可能導致血栓 (血塊) 形成、引起瓣膜功能不良甚
至如腦血管栓塞 (中風) 等，因此金屬瓣膜置換後，必須終生
服用抗凝血劑 (香豆素)；因長時間使用抗凝血劑的關係，病
患也需常往返醫院，做凝血時間檢查，以維持適當凝血功
能。金屬瓣膜的優點是耐用性較佳，但是若沒有控制好抗凝
血劑的話也可能隨時壞掉的。

組織瓣膜 (豬或牛等瓣膜)

是由動物身上取得，通常取自豬的主動脈瓣膜，也有一種是用牛的心包膜，加以手工裁製而成的牛瓣膜（開口較豬瓣膜大）。經過特殊化學藥劑處理，使它在體內不引起排斥現象，組織瓣膜的結構因與人體瓣膜相似，不易引起血栓，因

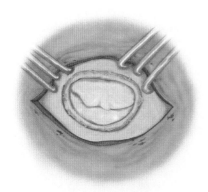

此不必長期服用抗凝血劑，但缺點是組織瓣膜就像皮鞋一樣會耗損，使用壽命約10-20年左右，一旦損壞至相當程度則必須更換。牛心包膜瓣膜，近年來由於鈣化處理進步平均使用年限為15年。

總之，金屬瓣膜與組織瓣膜在使用上各有利弊，主治醫師除了考慮病患病情狀況，也將參考患者的生活習性和意見，來決定置換瓣膜的種類。

後天性瓣膜心臟病

　　瓣膜修補或置換手術，仍舊是目前治療嚴重後天性瓣膜疾病的最佳方式。

　　但是傳統手術對一些年紀大，又合併多重身體器官病變的病人而言，手術風險極高，近年來發展出經由心導管的人工瓣膜置放術和修補術，可以解決一部分這些高危險群病人的問題。以主動脈瓣膜嚴重狹窄的病人為例，如果病人不適合開刀，或是手術風險太高，可以考慮經由心導管的方式置放人工主動脈瓣。

由心導管的方式置放人工主動脈瓣

◎ 經股動脈置放

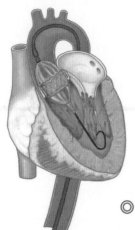

◎ 經心尖置放

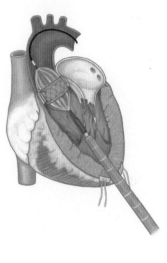

◎ 把打不開的瓣膜撐開

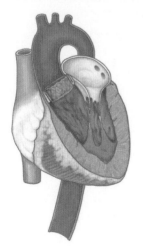

對於嚴重二尖瓣膜閉鎖不全的病變，近年可經由心導管進行人工瓣膜修補術，由導管置入像夾子一樣的裝置，可以把關不緊的瓣膜夾住，使閉鎖不全的程度減輕。這些經導管的人工瓣膜置放術和修補術目前仍多使用在年紀大、合併多重器官病變、或是手術風險極高的病人。

經導管二尖瓣膜修補術

1、經導管放入瓣膜夾

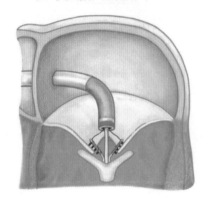

2、使閉鎖不全的程度減輕

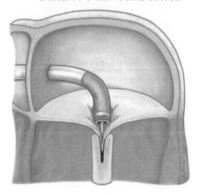

其他後天性結構性心臟病修復

除一些先天性心臟病和瓣膜性心臟病之外，還有些少見，但是過去只有手術一途的後天結構性心臟病，現在也開始有人嘗試用經導管的方式加以矯正或修補。

這些結構性心臟病包括：人工瓣膜置放術後，瓣膜周圍有旁漏縫隙（para-valvular leakage）、主動脈竇瘤破孔（ruptured sinus of Valsalva aneurysm）、心肌梗塞後發生心室中隔缺損等。

這些病變都有經導管方式矯正，或修補成功的案例報告，有些複雜的病例甚至需要內外科醫師共同合作，稱為複合式手術（hybrid operation）治療，使得手術風險降低，成功率和手術成效大幅提升。

高血壓性心臟病

　　血壓是血液在血管內循環時的壓力，成人的理想血壓一般為心臟打血出去的收縮壓低於 140 mmHg、心臟舒張時壓力少於 90 mmHg 以下，年輕人較低，而年幼的兒童則更低，往往收縮壓低於 100 mmHg。

　　當人體承受很大的壓力，引起血管收縮時會造成高血壓；甚至攝取過多的鹽，因滲透壓增加的關係，使身上的水分被迫流入血管內也會形成高血壓。天氣寒冷會使血管收縮，相對地血液容積增加，會導致高血壓；另外，像睡眠不足時也會引起暫時性高血壓，但只要作息正常，排除形成壓力、造成緊張的原因，血壓就能回復正常。而許多病人不知道自己有高血壓，或長途旅行以至於處在控制不良的情況。對於已經有高血壓病史的病人，即使有在服藥也要常常量血壓以避免不幸的事情發生。

　　年齡大於 60 歲的男性、停經後婦女，或家族有心血管病史，是三種高血壓的危險因子。而抽菸、高膽固醇飲食、高

血脂、高血糖、飲酒過量或不良的生活習慣，則是經由適切控制可以改變的因子。此外，如消炎止痛藥、治療鼻塞藥物、減肥藥、避孕藥、類固醇、抗排斥藥物、昇紅血球激素……藥物也可能會讓血壓上升，當有病人因服用上列藥物造成高血壓時，就必須評估是否傷害已大於原本吃藥的目的，經醫師再進行評估後決定是否更換藥物。

當收縮血壓大於 140 mmHg 時，高血壓相關的風險性就會隨之增加，其中年紀 40-69 歲患者裡，收縮壓每增加 20 mmHg，腦中風的風險便增加兩倍。

因此，血壓控制得宜極為重要，當血管彈性好而阻力小的時候，不需要過大收縮力心臟即可將血液順利輸送到全身周邊組織，當管壁硬化心臟負擔就會變大，心臟須要增加收縮力才有辦法將血液順利輸送到全身周邊組織；血壓長期偏高時，管壁需變厚、變硬才能保護血管不被高壓破壞，再加上膽固醇跟抽菸等因素，使血管變得更硬，形成惡性循環。

此時就須依照醫囑服用高血壓藥物，將血壓控制在理想範圍，以免惡化為嚴重的心臟疾病。

常見的降高血壓藥物

甲型交感神經阻斷劑

例如：可迅 (Doxaben)、定脈平 (Hytrin)⋯⋯此類藥物除了可降血壓外，還可以放鬆膀胱出口處肌肉，使小便順暢，尤其適用於同時有攝護腺肥大的病人。

甲型交感神經阻斷劑常見副作用，是姿勢性低血壓！當姿勢改變時血壓明顯降低，會產生頭昏、頭疼、虛弱甚至昏厥等症狀。

建議起身動作要緩慢，舉例來說，由蹲下要站起來時，可先扶著桌子坐到椅子上，幾分鐘後身體無任何不適感覺再站起來，如此可減少直接站立對血壓所造成的衝擊。初次服

藥的患者建議可於睡前服用，吃完藥就睡覺可減少活動的機會，自然就比較少姿態性低血壓的問題。

乙型交感神經阻斷劑

市面上常見品項包括天諾敏 (Tenormin)、舒壓寧 (Betaloc)、可絡暢 (Kerlone)、達利全 (Dilatrend)、康肯 (Concor)……可用於控制高血壓、心律不整、預防心絞痛。此類藥品除了降血壓外也會使心跳變慢，若每分鐘心跳次數少於 50 下時要盡快回診就醫。此外也可能造成氣喘惡化，因此若病人過去曾經有氣喘發作的病史，請告知醫師。

若出現心衰竭症狀，如運動或躺下時呼吸困難、夜間咳嗽、四肢水腫等，須立即回診處理。對於糖尿病患者，這類藥品有可能會影響低血糖的症狀表現，使心搏過速、手抖等警示症狀不明顯，建議多測血糖並提高警覺，若常處於低血糖而不自覺，可與醫師商量，評估藥品是否須進行替換。

利尿劑

當有高血壓或水腫時，醫師有時會選擇用利尿劑來處理，市面上常見品項有：來適泄 (Lasix)、必瑞 (Burinex)、武都力

(Moduretic)、麥可適 (Mykrox) 等。

使用利尿劑有可能引起電解質不平衡，或造成血糖、尿酸及血脂肪上升，定期回診、追蹤監測數值是必要的。用藥期間最好能每天測量體重，如此能更精確掌握藥品的效果。

由於服藥後可能增加排尿量及排尿次數，最好白天服用，若須每天使用兩次，除非醫師有特別考量，通常第二次用藥時間安排在下午四點前，以免增加夜間排尿次數，影響睡眠品質。

鈣離子阻斷劑

市面上常見包括脈優 (Norvasc)、冠達悅 (Adalat)、普心寧 (Plendil)、心舒平 (Isoptin)、合必爽 (Herbesser) 等。可用來降血壓、預防與緩解心絞痛，常見不適症狀有潮紅、頭痛、心悸、便秘、水腫。

● 心舒平、合必爽

會使心跳變慢，建議定時測量心跳速率。而有些人服藥後會有牙齦增生問題，快則一個月，慢則兩、三年才會出現，

● 冠達悅

有可能引發牙齦腫脹或增生，當牙齦腫脹時，請加強口腔衛生維護並每半年至牙科洗牙，若無改善可回診告知醫師，以評估是否可能為藥物所引起。

葡萄柚富含維他命 C、鉀、膳食纖維且為低卡路里的健康水果，會增加鈣離子阻斷劑 (如普心寧) 的吸收，進而加強降血壓效果。研究發現，只要飲用一杯 240ml 葡萄柚汁，4 小時內即會影響藥物，作用將會持續 3 天之久。若只是將喝葡萄柚汁及服藥的時間分開，例如早上吃藥，晚上喝果汁，是無法解決這個問題的。

葡萄柚對藥物的影響，與許多因素相關，首先每個人的腸道酵素濃度不同，因此受葡萄柚影響有高達 8-13 倍的個體差異性。其次與葡萄柚條件有關，白肉影響會大於紅肉；果皮影響大於果肉大於種子；加工過程也有影響，機械壓榨會大於人工壓榨；葡萄柚汁濃度的影響，濃縮果汁大於一般果汁。接下來是與藥物特質有關，同為鈣離子阻斷劑，普心寧與冠達悅受影響就會明顯大於脈優。

血管收縮素 II 拮抗劑（ARB）
與血管收縮素轉化酶抑制劑（ACE inhibitor）

這兩類藥的「作用」與「注意事項」相近，可用於治療高血壓。常見品項血管收縮素 II 拮抗劑有：安普諾維 (Aprovel)、博脈舒 (Blopress)、得安穩 (Diovan)、雅脈 (Olmetec) 等，其中有些可用於治療心衰竭。

血管收縮素轉化酶抑制劑有：悅您錠 (Renitec)、脈樂甫利 (Monopril)、心達舒 (Tritace) 等。

這些藥品可能影響胎兒在母體內腎功能的發育，孕婦不可使用，妊娠婦女或預備懷孕請務必告知醫師。高血壓的治療期間，有時可能會出現頭暈或疲倦的現象，若從事駕駛或操作機械等工作時，須注意藥物是否會造成影響。

這些藥物可能會增加體內鉀離子的存量，尤其在腎功能較差時更為明顯，因此若要使用含鉀鹽的飲食，即市面上所

謂「健康美味鹽」或「低鈉鹽」，需先請教醫師。

　　血管收縮素轉化酶抑制劑上市較早，但受限於乾咳的副作用，病人的接受度較差；乾咳是沒有痰的咳嗽，通常會覺得喉嚨癢癢的想咳嗽，與一般感冒帶痰咳嗽不同。不同人種乾咳的發生率差異很大，在國外僅 5-10% 病人會發生，但台灣使用經驗發生比率高達三成，通常在用藥一周至數個月內發生，夜間較為常見，咳嗽較嚴重患者有時須停藥，停藥後乾咳症狀通常在一周內會消失。

　　研究統計高達 80% 的人血壓控制不佳，只有 20% 控制得宜。患者血壓控制差的原因最主要是無感，其次是擔心藥物副作用、藥物種類多、吃藥時間無法配合、對高血壓器官傷害認知不足、不在乎，甚或服藥後回復正常誤以為「高血壓治好了」而停止用藥。高血壓並不是一個疾病，而是一種症狀，長期血壓過高，或者因血管硬化後，彈性減弱了，心臟就必須花費更大的氣力，才能推送出身體正常運作所需的血液，心臟長時間負荷量過大，所以血壓就升高了。

高血壓是動脈硬化的結果而不是原因，動脈硬化一定會有高血壓，但是高血壓的人並不一定單純只是由動脈硬化引起的。

暫時性高血壓只要在服藥期間將生活型態改變，控制好血壓，是有機會停止服用降血壓藥物，但是動脈硬化引起的高血壓卻不可能因此而康復。無法經由生活習慣改變、飲食修正來控制血壓，必須服用藥物將血壓降至理想範圍。否則血管硬化至某種程度就會造成阻塞，如果堵塞的位置是在心臟，就是所謂的冠狀動脈疾病，嚴重者更會影響心臟功能。

冠狀動脈阻塞性心臟病

　　冠狀動脈起源於主動脈根部，被覆在心臟表面，負責供應心臟肌肉的血液，開始是右冠狀動脈與左冠狀動脈，之後分為三條主要血管：右冠狀動脈、左前降支、左迴旋支。

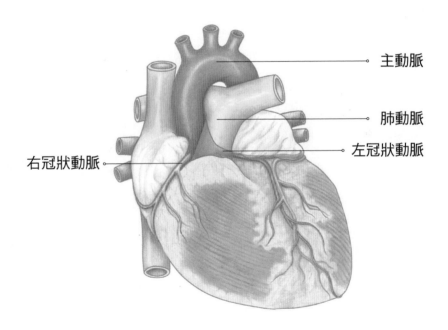

主動脈

肺動脈

左冠狀動脈

右冠狀動脈

因為血管分支越來越多，被覆在心臟肌肉的表面上，形成類似帽子的形狀，因此稱為冠狀動脈。又因為它的管徑最粗也只有大約 3 毫米至 4 毫米，所以在人們長時間幾十年不停使用下，血管難免會發生阻塞、鈣化等問題。

我們的心臟每分每秒不停搏動，將經過肺循環帶氧的血液輸送至全身，以每分鐘大約 72 次心跳，每次擠壓出去約莫 70cc 的血液計算，人類的心臟幫浦一天送出的血量大約有 7.2 公噸，但這些血液對心臟而言，只是路過，不能據為己用，真正提供心臟肌肉氧氣與養分的，則是細小的冠狀動脈。假若冠狀動脈血管阻塞影響血流正常運送，就會造成心肌缺血，進一步危害心臟的功能。

正常的血管管壁裡不應該有脂肪存在，人體偵測到外來物侵入時會啟動發炎細胞，從血液裡鑽進血管壁清除異物後再帶離，一旦發炎細胞吞噬過多脂肪，體積變大而無法自由進出時，便會留滯在血管管壁裡。脂肪表層因發炎結痂產生纖維化，在有限細小的血管管腔中不斷堆積，長時間便形成動脈硬化斑塊，造成阻塞。

發炎細胞為方便進出血液，會分泌物質溶解纖維蛋白，倘若分泌的酵素過多，會導致纖維帽組織變得鬆散、崩裂，

形成傷口，傷口組織接觸到血液則會自然產生血栓，血栓是造成血管急性阻塞的重要原因。

　　冠狀動脈阻塞性心臟病，一般又簡稱為「冠心病」，造成血管狹窄，導致輸送養分受阻，致使心肌缺血，也就是「缺血性心臟病」或「缺氧性心臟病」，進而引發胸悶、胸痛、心悸、呼吸困難等所謂「狹心症」或「心絞痛」的症狀。若還不是非常嚴重，狹心症的症狀可能只是運動的時候胸悶而不是胸痛，因此有些人誤會那不是心絞痛而耽誤了就醫的時間。

症狀

　　冠狀動脈阻塞，造成心臟缺血時，會發生胸悶不舒服等心絞痛的症狀，當逐漸嚴重發展到完全堵塞的時候，心臟肌肉將會壞死，此時便稱之為「急性心肌梗塞」。

　　典型心肌梗塞發作會持續感到胸痛，休息也無法改善，同時合併氣喘、冒冷汗、心悸、頭暈、嘔吐等症狀，一旦確診，最重要是設法盡速使阻塞的冠狀動脈恢復血流供應，阻止心臟肌肉壞死範圍擴大。

　　心肌梗塞後，壞死的部位將形成結疤而無法再生，該部位

的心臟肌肉將可能永遠喪失功能。因此心臟肌肉壞死的範圍越大，心臟的功能將變得越差，未來的預後也將不好，死亡率也越高。

◎ 正常冠狀動脈內膜

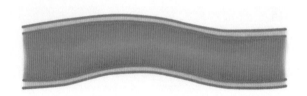

◎ 冠狀動脈粥狀硬化導致內膜狹窄

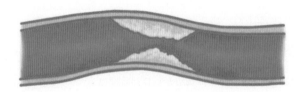

致病因素

抽菸

抽菸是引發心律不整，造成冠心病患心肌梗塞猝死的因

素之一。因為抽菸會造成血管收縮、血壓升高、脈搏增加，使高密度的血脂肪降低，停止抽菸對冠心病的程度有降低的作用。

高血壓

　　高血壓雖然不是造成腦血管與冠心病的主要致病原因，但是卻可以加重動脈血管的硬化，所以凡是血壓長期超標就該服藥降低血壓。除了睡眠與環境因素外，高血壓症是因為血脂肪侵襲血管內膜，導致血管硬化，成為高血壓症致死原因之一。

高血脂

　　低密度脂蛋白（LDL 俗稱壞膽固醇）是冠心病之致病因素，而高密度脂蛋白（HDL 俗稱好膽固醇）越高，則導致冠心病之機率越低，因為高密度脂蛋白（HDL）能幫助身體吸收血液裡的血脂肪，輸送至肝臟代謝後排出體外。

糖尿病

　　血糖過高往往沒有症狀，但是它不但導致高血壓及血脂

肪增加，糖尿病本身會使全身微血管、心血管發生病變，令病患發生動脈硬化。血糖控制方面，一般建議將糖化血紅素控制於 6.5%-7% 以下。

家族病史

家族遺傳性高血壓、高血脂、糖尿病或環境因素、飲食習慣、情緒及日常生活等，都是冠心病的致病因素，而冠心病的死亡率在有家族病史者，比一般民眾高出 3 倍。

高半胱胺酸（Homocysteine）

血液裡的 Homocysteine 增加與冠心疾病有關，它的增加會造成血栓，反之則降低冠心疾病。倘若飲食中加入葉酸（Folic acid），會減低血液裡 Homocysteine 的含量，但還須請教醫師，別自行「進補」。

C- 反應蛋白（CRP; C-Reactive Protein）

從臨床上累積的經驗得知，炎症與冠心疾病有關，從血漿裡發現 CRP 的升高，可顯示冠心病的徵兆。CRP 與傳染病雖有牽連，但不能確定何類菌種，否則可用抗生素來治療。

動情素（Estrogen）

40 歲前男與女的冠心病發病率是 8：1，70 歲以後，男女發病率是 1：1。顯然這與女性停經後，動情激素（Estrogen）分泌減少有關。動情激素有保護心血管的功能，婦女停經後，動情素分泌減少，影響高低密度脂蛋白的指數，進而增加冠心病的發生率，至於是否透過動情素治療來降低發生率，必須考慮是否有乳癌家族史，因為動情素會增加乳癌的發生率，另一個考量是動情素也可能有增加凝血性血栓的罹病機會。

減少致病因素

經預防醫學的觀察與心臟冠狀血管攝影統計，男士超過 45 歲，婦女超過 55 歲，心臟病的發病機會開始大幅增加，要提高警覺的注意包括：

關注家庭病史

● 遺傳基因仍然是致病的主要因素，許多人有家族病史，即便注意飲食，也將脂肪控制在正常範圍，但仍然很早便得到了冠心病。

● 過去多數人都認為肥胖會增加冠狀動脈疾病的危險性，但是現在的證據顯示兩者之間未必有很大的關係；即使如此，肥胖總不是件好事，它還是和高血脂症、高血壓、糖尿病脫離不了關係，所以治療冠心病時也要把肥胖症一併治療。

飲食首要是降低飽和脂肪

熱量也應適合標準體重的需求。換言之，減少飲食的脂肪含量與糖分，多食蔬果，再配合有氧運動。

戒菸

抽菸不但加速冠狀動脈血管的阻塞，不分性別、年齡都會增加血栓、心肌梗塞與死亡的危險。

慢性病管理

● 高血壓不但增加心肌梗塞的危險並引起中風，也使左心室肥厚，並增加心肌壞死的可能。
● 糖尿病加速冠狀血管與全身周邊血管的硬化，同時伴隨血脂的不正常，增加心絞痛的可能性，及心肌梗塞和猝死的機會。
● 血脂最好低於 200 mg/dl，低密度脂蛋白（壞膽固醇）最好

低於 100 mg/dl；而高密度脂蛋白（好膽固醇）最好高於 40 mg/dl。要控制血脂肪，除了需要注意減低飲食裡的飽和脂肪酸、運動、降低體重外，也可以憑借降血脂藥物，使低密度脂蛋白降低 25% - 50%，或多攝取纖維性食物，讓高密度脂蛋白增高及降低三酸甘油脂。雖然如此，我建議患者不必過度為了高血脂擔心，因為血脂高未必與冠心病有絕對密切的關係，而降血脂的藥物也常有一些副作用，所以「適度地」控制飲食與必要時低劑量的降血脂藥物就可以了，千萬不要為了高血脂而恐慌。

心絞痛的診斷

心絞痛大多數是在心臟需要氧氣量增加的時候，例如因情緒激動、驚嚇、運動，甚至飯後等情況下引發，一經休息症狀將會消失，若給予舌下硝化甘油（Nitroglycerin）藥片會很快讓症狀消失。

　　心絞痛大多數有胸部不適、有壓迫感、窒息感等在胸骨部位，疼痛延續 3 -8 分鐘左右，休息後會改善。不適的部位通常是兩手臂，特別是左前臂或背部、肩胛中央、頸部、下頜或上腹，但絕少位於肚臍下方或下顎上方；有些人雖然有嚴重的冠狀動脈堵塞，但是都還沒有上述心絞痛的症狀，這樣的情況最危險，因為沒有預警的機制，比較容易發生在有糖尿病的病人，因為他們對痛的感覺較不敏銳，所以常常忽略了前兆，一發作就相當嚴重！

心肌梗塞的診斷

　　病程可以分為：
- 急性期，最初幾小時至 7 天。
- 恢復期，7-28 天。
- 復原期，29 天之後。

　　於發病 30 天內的急性心肌梗塞症，約有 30% 的死亡率，其中一半病人，未到達醫院即死亡。

一旦病患有這種病症，應該即刻送往鄰近醫院，同時讓患者平臥，禁止坐臥或走動！

冠心病檢驗方式

◎ 正常的心電圖

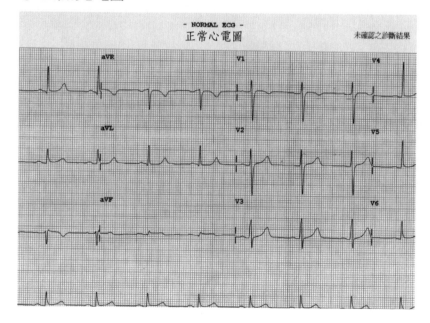

運動心電圖

危險性約萬分之一，這是利用人在運動狀態下，心臟負荷增加，耗氧量（即血液供應的需求量）需求變大，利用心電圖的缺氧變化來偵測有無冠狀動脈疾病。讓病人穿運動鞋，在特製的變速輪帶上跑步，手臂上綁上血壓計，胸前與上下肢體連接心電圖。當試驗開始，測試者慢步隨輪帶起跑，每3分鐘輪帶速度加快一次，通常到6分鐘後，心跳加快，血壓上升。測試者若氣喘、胸部不適、頭暈及體力不支或心電圖出現 ST 波段下降，應該隨時停止。

由於未堵塞的血管與堵塞的血管之間可能有交通支，可以互相供應血液（叫做側支循環），因此即使有冠狀動脈堵塞，也可能會看不出缺氧的變化（所謂的假陰性）；反之，若因為長期高血壓造成左心室肥厚，即使冠狀動脈沒有堵塞，運動的時候在心電圖上也可能有缺氧的變化，所以運動心電圖並不是一個非常精準的檢查，但是它的好處是簡單方便，倘若發現異常（即缺氧的變化），還是不要大意，應該做進一步的檢查，如核子醫學心肌血流灌注造影、電腦斷層或冠狀動脈攝影。

◎ 急性心肌梗塞，心電圖呈現 ST 段上升

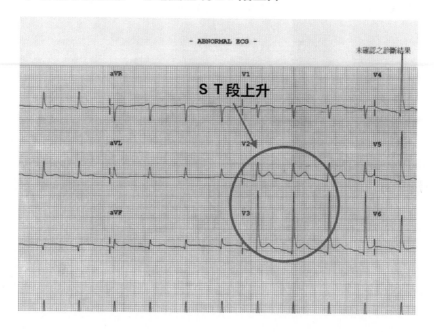

急性心肌梗塞最初發病時，冠狀血管被阻塞，心電圖呈現 ST 段上升及 Q 波，也稱為 Q 波心肌梗塞；但也有一小部分的患者出現無 Q 波的心肌梗塞。當血栓沒有完全把冠狀動脈阻塞，或有充足的側支循環，心電圖未呈現 ST 段上升，這種情況稱為「無 ST 段上升」的心肌梗塞。假若血液檢查證實心肌壞死，加上心電圖無 Q 波，則診斷為「無 Q 波心肌梗塞」。

尿液檢驗

確認病人是否有糖尿病，如果有蛋白尿，則需再進一步檢查是否有腎臟疾病。

血液檢查

重要的是血脂肪，包括低密度脂蛋白（壞膽固醇）、高密度脂蛋白（好膽固醇）及三酸甘油脂（Triglyceride）、肌酸（creatine）、血色素及血球沉降率等。

胸部 X 光影像

觀察心臟是否變大，有沒有心室瘤或心臟衰竭的徵兆。

心臟超音波

心臟超音波主要是用來看心臟、大血管的結構和整體功能，這項檢查可以協助醫師了解受檢者的心臟功能，包含收縮與舒張功能、血流方向及流速等，並可偵測心臟瓣膜活動是否有缺損。

核子醫學檢查

　　危險性約萬分之一，但是有游離幅射的風險。

　　這項檢查因具游離幅射風險，一般在運動心電圖檢查異常時，或無法做運動的病人，才會安排這項檢查。從靜脈注射同位素鉈（Thallium 201），再要求病患跑步或注射dypyridamole讓心跳速度加快來增加心臟冠狀動脈的血液供應需求量，測定心肌是否有缺血。 正常存活的心肌細胞，會經由冠狀動脈攝取鉈-201離子，反之，缺血的心肌攝取量減少，而壞死的心肌則完全不會攝取。

　　因為它能偵測心臟局部肌肉血流量，所以可以了解心臟缺血的部位及範圍；靈敏度和陽性預測值比運動心電圖略高，可以大致區分心肌缺氧或壞死。這項檢查具備安全性的優點，但是因為它提供的影像僅為心肌灌注的好壞，在正常與不正常之間常有模糊地帶，因此影像的可靠性比較差，所以有時候還是無法做很精確的解讀。臨床上適用於冠狀動脈疾病的診斷、追蹤、預後預判、手術前後的評估及其他相關之臨床需求。

　　核子醫學兩階段造影用意在於提高診斷敏感度，第一階

段是藥物壓力的影像，第二階段是休息狀態的影像。造影方法採用核子醫學伽馬（Gamma）閃爍攝影機做兩次掃描，最後以左心室心肌的三組立體切面圖像呈現。依據兩階段的影像，可以判讀為可逆或不可逆之心肌血流分佈缺損，藉以推估心肌缺血或壞死的位置、範圍大小或嚴重程度，作為是否需要進一步做心導管檢查及治療，例如氣球擴張術、支架置放術、心血管繞道手術……的參考。

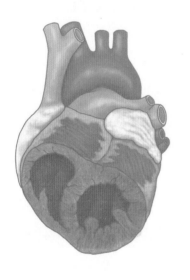

前壁

心中隔 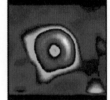 側壁

下壁

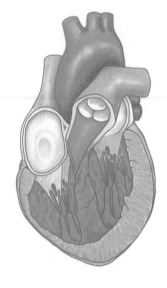

心中隔  側壁

心尖

前壁

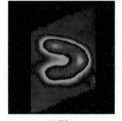 心尖

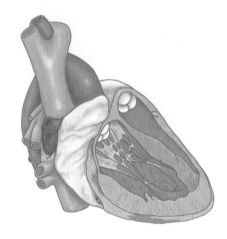

下壁

多切面高階電腦斷層冠狀動脈血管攝影（MSCT）

危險性約萬分之一，游離幅射風險較低。

早期的電腦斷層因速度慢，無法處理跳動的心臟影像，近年來因儀器不斷地更新改進，高階電腦斷層檢查已可在高速下進行心臟血管影像的擷取，是目前各大醫院最常用來篩檢心血管疾病的檢查。也可以為曾經做過冠狀動脈繞道手術(CABG)的患者，做最佳的追蹤。

但是若非最高階儀器，仍然要求心跳速度不要太快或有心律不整，否則還是會有影像模糊的情況，因此有時候會讓患者預先吃一顆降低心跳速度的藥物（乙型拮抗劑 β-blocker）以利檢查。隨著切面增加與掃描速度的加快，現今高階電腦斷層掃描的輻射劑量已經可降至傳統檢查劑量的十分之一，可低於一毫西弗 (1mSv)，且因具有最短的掃描快門時間，瞬間擷取超高心跳或心律不整患者的心臟影像，所以心跳太快或躁動病患也可安心檢查。

由於顯影劑需要經過腎臟來排泄，所以對於腎功能不好的患者要特別注意，通常會給予大量的水分讓顯影劑早點排出體外，但若是腎功能差到一個程度，就不建議做這個檢查。

整體檢查時間約為 10-15 分鐘，經過後處理，將會呈現 3D 立體高解析度的影像，可供心臟科醫師與放射診斷科醫師判讀，甚至可以與病患分享他們自己冠狀動脈的影像。在影像分析方面唯一的缺點就是，遇到血管鈣化嚴重或過去植入過血管支架的時候，較無法很精確地做狹窄程度的判定。

　　這個檢查的費用比較昂貴，健保尚未支付，不是所有人都負擔得起，因此，是屬於健康檢查的一個項目，一般不會動輒建議患者做，至少要初步判斷有這個可能性才建議，例如三高患者、有類似心絞痛的症狀或運動心電圖發現異常等，而不應該對一般年輕人主訴前胸痛就逕自安排這項檢查。

心肌生化指標

　　心肌梗塞時會釋放出大量蛋白質流入血液，稱為心肌生化指標。

　　心肌生化指標的蛋白質，施放速度與壞死細胞的部位大小、局部血液與淋巴液的流量有關，因此這種蛋白質對臨床診

斷有極重要的價值。

　　尤其是心肌梗塞的病患抵達急診室，心電圖往往沒有病變顯示，對診斷上不能提供任何價值，這時血液檢驗由心肌生化指標的結果，對治療方針卻有很大幫助。

心肌生化指標種類

● 心肌旋轉蛋白（Troponine T 和 Troponine Ⅰ）

是從心肌施放出的氨基酸，迥異於骨骼肌，從正常人的血液無法測得，但是在心肌梗塞的病患卻很快就增加 20 倍以上，因此，確定它對診斷心肌梗塞的價值，如今醫院裡都列入這項血液檢驗。

● 肌酸磷化酶 (CPK；Creatine phosphokinase)

當心肌梗塞發生 4- 8 小時便上升，約 48- 72 小時回復正常，但卻缺乏提供心肌梗塞診斷的特殊價值，因為骨骼肌的損傷也會上升，譬如劇烈運動或肌肉注射後，肌酸磷化酶也會上升 2-3 倍，因此對心肌梗塞沒有特別價值。

● 肌酸磷酸脢（CK-MB；Creatine phosphokinase-MB）

比 CPK 的總值有意義，但是心臟手術、心肌炎及心臟電擊等都會增加肌酸磷酸酶，它的升高未必有心肌梗塞。

- 肌紅素（Myoglobin）

  在肌肉受損傷後幾小時肌紅素便分泌至血液，但是對心肌梗塞沒有特殊診斷價值，很快從小便排出。

- 白血球增高，在心絞痛發生後數小時便增高，可以高達15,000/ML，持續 3-7 天，但是並非心肌受損的專一反應。

- 紅血球沈降率（ESR；Erythrocyte sedimentation rate）

  紅血球的沉降率雖然增高，卻比白血球慢，一兩星期後才恢復正常。

冠狀動脈血管攝影

　　若上述幾項檢查都指向有可疑的病灶，會進一步安排冠狀動脈攝影（俗稱心導管檢查），因為這項檢查是侵入性的，光是檢查不做支架，有大約千分之一的生命風險，同時也要接受游離輻射。檢查的結果若血管有嚴重阻塞，就要考慮裝置支架，而若血管結構不適合裝置支架，就要考慮施行冠狀動脈繞道手術。

　　從腹股溝給予病人局部麻醉，將導管經股動脈慢慢插入，升至主動脈冠狀動脈出口處後，注射顯影劑，再從 X 光螢幕上，顯示出冠狀動脈狹窄的部位。

若檢查出有冠狀動脈狹窄時，可依病患之情況，給予冠狀動脈氣球擴張術，或放置動脈內支架治療；近來由於技術的進步，對於大多數的病人，可以由手腕的橈骨動脈，做心導管檢查。由於止血容易，病人在術後不必躺在床上好幾個小時，讓心導管檢查輕鬆許多。

冠狀動脈血管攝影術的適應症

- 急性心肌梗塞。
- 病患雖為慢性心肌梗塞，但是心臟缺氧症狀仍然存在，給予藥物治療仍無法改善，須進一步考慮以冠狀血管氣球擴張術，或冠狀動脈繞道手術治療者。
- 病患的症狀很難決定是否為心肌梗塞時，得借冠狀血管攝影幫忙做診斷。
- 病患雖然無心絞痛的症狀，但在體檢時從運動心電圖、核子醫學檢查、多切面電腦斷層冠狀動脈血管攝影等發現，有明顯冠狀動脈阻塞性心臟病現象者。
- 病患有典型心絞痛，或臨床症狀上呈現心室功能衰退者。

冠心病的治療

　　當冠狀動脈因為動脈粥樣硬化，或血管痙攣等種種原因造成管腔狹窄，阻礙了血流，就會影響心臟肌肉的血液供應，引發胸悶、胸痛、心悸、氣喘等狹心症或心絞痛的症狀。嚴重的冠心病，冠狀動脈硬化斑塊的表面出現裂痕，會引發血液凝固，形成血栓。形成的血栓若使血管的管腔變得更窄或完全堵塞，造成血流嚴重受阻，心臟的肌肉就會因缺血、缺氧而壞死。

輕症冠心病，無明顯心絞痛，治療以藥物為主

　　藥物治療可以減輕心臟負擔、放鬆血管、改善血流、預防血栓（如服用阿斯匹靈）。再加上控制血壓、血脂肪、血糖等等動脈硬化的危險因子，病情多可達到穩定。

　　近年來藥物治療的一大進展，是發現降膽固醇藥物除了會降低膽固醇外，還有減輕血管發炎（動脈硬化是一種血管發炎反應）的作用，因而可以減緩動脈硬化的速度，減少急

性心肌梗塞的發生率。但是藥物治療及控制危險因子並無法消除已經形成的動脈硬化斑，絕大多數的動脈硬化病變仍會持續進行，只是速度有快有慢。

嚴重冠心病，心絞痛經常發作，必須積極處理

當然也有部分病人第一次被診斷為冠心病時，病情就已經是不穩定心絞痛了。

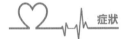

不穩定心絞痛是指：

● 輕微的活動就引發心絞痛。

● 休息狀態下也發作心絞痛。

● 心絞痛發生比以前頻繁或難過程度加劇。

不穩定心絞痛和急性心肌梗塞，往往只有一線之隔，也可能是急性心肌梗塞的前兆，所以算是急症，病人都應該住院檢查，接受必要的治療。

由於大多數不穩定心絞痛的病人，血管阻塞都相當嚴重，

應該考慮接受心導管檢查。做心導管的理由除了確定診斷外，還希望能進一步做冠狀動脈氣球擴張術或裝置血管支架，打通阻塞的血管；有些嚴重的血管阻塞，甚至要接受冠狀動脈繞道手術。

最嚴重的是急性心肌梗塞

成因是冠狀動脈急性完全堵塞。

冠狀動脈急性完全堵塞大約 20 分鐘後，心臟肌肉開始壞死，這就是「心肌梗塞」！其後的數小時內，壞死的範圍逐漸擴大，除非有來自其他未堵塞冠狀動脈的血液供應，或堵塞的血管血流再恢復通暢，否則梗塞將繼續進行，直到該條冠狀動脈血管影響範圍內的肌肉都壞死為止。

心肌梗塞一旦造成局部的心臟肌肉壞死，該部分壞死的肌肉無法再生長出新肌肉，只會結疤，所以將永久喪失功能。心臟肌肉壞死的範圍越大，心臟的功能也將越差，未來的預後也越壞。

一般而言，心臟肌肉壞死的範圍若超過 40%，就會造成休克；不立刻處理，死亡率可高達 80%。即便經過緊急處理而撿回一條命，但由於心臟肌肉損害範圍過大，會造成心臟衰竭，身體將大不如前。

根據統計，急性心肌梗塞發作後若沒有適當處理，約有三分之一的人會死亡，死亡者中有一半是在發作後一小時內猝死，他們的死因絕大多數是急性心肌壞死，造成的突發惡性心律不整。其中甚至有人是這輩子第一次，也是最後一次發作，造成「來不及說再見」的遺憾！即使近年來心肌梗塞的治療已有長足的進展，但第一年內仍然有約 10% 患者死亡，其中多半發生在病發後的前 3-4 個月內。

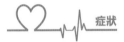 症狀

典型的心肌梗塞發作，病人會有持續的胸痛，通常超過 20 分鐘，甚至合併有氣喘、冒冷汗、心悸、頭暈、嘔吐等症狀。但有時會有例外，尤其是有糖尿病的病人，因為他們對痛的感覺較不敏銳，所以常常忽略了前兆，一發作就相當嚴重！

急性心肌梗塞病患造成的猝死，是：

- 心室纖維顫動，常發生在最初 24 小時。
- 最大的延誤是當症狀開始時，是否能立即處理，把握搶救的黃金時間。

　　女性病人和老年人發作的症狀也較不典型，常造成診斷上的困擾。過去國人或是因為觀念不足、諱疾忌醫，或是太會忍耐，往往錯失了就醫的時間。即使在醫學資訊及緊急救護系統發達的美國，病人從發病到求救仍有 3-4 小時的延遲，在台灣這段延遲的時間就更長了。為了避免急性心肌梗塞造成無可彌補的遺憾，所有冠狀動脈心臟病的患者及其家屬，甚至一般民眾都應有相關常識。

　　急性心肌梗塞發病時，只要胸痛症狀持續超過半小時，或者使用舌下含片（硝化甘油 Nitroglycerin）仍無法緩解而懷疑是急性心肌梗塞發作，就應立即急診就醫；並迅速地於救護車抵達後，盡速記錄心電圖並將心電圖先傳送至醫院，以得到正確的診斷。

如此才能一路在救護車運送上，便開始遵照醫囑予以醫治。很遺憾到目前為止，在台灣地區，救護車上仍未配備心電圖機，所以延誤不少急救時機。所以現在要想盡速打通血管，就只能寄望於盡量縮短到院後的救治程序了。

心肌梗塞的緊急處置

任何胸痛病患抵達急診室，首先都要視同心肌梗塞病症來照料，最重要的是要盡速記錄心電圖，以得到正確的診斷。若確認是急性心肌梗塞發作，接下來最重要的事是：

● 盡快將被急性動脈血栓堵塞的血管打通。若是送達的醫院無法做緊急心導管治療，情況許可先開始接受血栓溶解劑，避免耽誤病患病情。

● 一般要求到院 60 分鐘內，就應開始血栓溶解劑治療。由於血栓溶解劑疏通血管的成功率約 70%，開始血栓溶解劑治療後，還是應該將病人轉送到有心導管設備的醫院，以便血栓溶解劑治療不成功時，需要用心導管疏通血管補救時不會受到延誤。

● 若是送達的醫院可以做緊急心導管治療，應該在到院後 90 分鐘內將血管用心導管方式打通。所謂「時間就是肌肉」，

越快打通血管，肌肉損傷越輕，病人的心臟功能保全越好，將來的預後也越佳。

● 嗎啡（Morphine）

對心肌梗塞的疼痛非常有效，通常給予方式為嗎啡 2- 4 mg 靜脈注射，每 5 分鐘一次。但是會使動靜脈血管擴張，大量血液淤積在靜脈，血壓與心臟搏出量減少，若有此狀況應立刻將下肢抬高，並注射生理食鹽水。

● 氧氣治療

用脈搏計氧器 (Pulse Oximeter)，或抽動脈血液並測驗血裡氧氣含量，一旦血液含氧量低少，將氧氣面罩給患者，氧氣量約 5-6 L/min。

● 硝化甘油（Nitroglycerin）

硝化甘油舌下含片，可解除疼痛，每隔 5 分鐘給一片，若連續三次仍然無效，則改用靜脈注射，如血壓低於 90 mmHg，則停止硝化甘油 (Nitroglycerin)，甚至可能需給其他藥物將血壓升高。

● 阿斯匹靈（aspirin）及其他抗血小板藥物

使用抗血小板凝集藥物，如阿斯匹靈等可以減少血栓，改善病人短期及長期預後，除非有禁忌症，都應該例行投藥，尤

其是接受緊急心導管治療的病人。

急性心肌梗塞時，讓血流緊急回復暢通的方法包括：靜脈注射血栓溶解劑，或者緊急置放冠狀動脈血管支架。醫學報告顯示上述兩種方法對血管再暢通都有幫助，但是血栓溶解劑僅是救急的方法，它是把剛形成的血栓溶解，對於動脈硬化造成的管徑狹小是完全沒有作用的，它的用處是先穩定病情，日後還是要接受支架或繞道治療。

心肌梗塞的內科治療

血栓溶解劑治療

纖維素溶酶 (Fibrinolysis)，如果沒有禁忌症，從發病到注射藥物能在 30 分鐘內完成，能使冠狀血管盡快恢復血液暢流。心肌獲救，時間上是極為重要的因素，於發病 3 小時內，能否得到纖維素溶酶注射是關鍵時刻。

纖 維 素 溶 酶 如 tPA（Actilyse）、 鏈 球 菌 激 酶（Streptokinase）、Urokinase 等等，主要作用是使胞漿素原（plasminogen）變成胞漿素（plasmin）而將血栓纖維溶解。病患若能在發病一小時內，得到纖維素溶酶藥物注射，會使住

院病患的死亡減少一半。適當的治療可使梗塞面積減少、左心室的功能衰退減低、減低心臟發生休克的機會，另一方面也可降低心室搏動不規則等等。

使用纖維素溶酶的禁忌：

絕對禁忌──

● 一年內顱內出血。

● 三個月內缺血性腦意外。

● 持續活動性出血。

● 三個月內明顯頭部或臉部創傷。

● 顱內或脊神經腫瘤或者是動靜脈畸形。

● 懷疑有主動脈剝離。

相對禁忌症──

● 近期四周內有內出血情形。

● 三周內曾經接受外科手術。

● 過去有缺血性腦中風。

● 創傷或接受（十分鐘以上的）心肺復甦術。

- 懷孕。

- 目前使用抗凝血製劑（例如：Warfarin）治療且合併有 INR > 2
  （請參閱 307 頁）。

- 血管穿刺處無法直接加壓止血；若臨床上該病患使用血栓溶
  解劑治療時，需特別注意傷口情形。

- 嚴重高血壓(收縮壓高於180mmHg 或舒張壓高於110mmHg)
  或有長期難以控制的高血壓。

- 目前有消化性潰瘍。

- 血小板減少症。

- 出血性視網膜病變。

- 心包膜炎。

　　1977 年 Gruntzig 醫師發明利用導管施行冠狀動脈整形術，
現稱為冠狀動脈氣球擴張術。1980 年中期，器械與技術的進
步，使這項手術越來越普遍。在 1990 年代，冠狀動脈的支架
植入發明，不但技術進步，手術也更加普遍，現在接受冠狀
動脈心導管介入治療的病例數，已經遠遠超過接受冠狀動脈
繞道手術的病人數目。

氣球擴張術（PTCA）

　　早期介入治療只能使用氣球擴張術把血管撐開，但術後因為動脈壁硬化嚴重，半年內約有高達 5 成病患血管會再狹窄。為解決再度狹窄的問題，發明了金屬支架提供血管壁支撐的力量，但是因為血管壁內皮細胞增生的關係，可能會逐漸地把細小的冠狀動脈又再度堵塞，術後一年內，病患血管會再狹窄的發生率約 2-3 成左右。

冠狀動脈介入的手術過程

　　冠狀動脈氣球擴張術，是從腹股溝或橈骨動脈給予局部麻醉藥物，然後用打針的方式，將導管插入動脈，再將導管順著血管慢慢向前推進，在 X 光透視下進入冠狀動脈開口，注射放射線顯影劑，便能了解整個動脈的狹窄情況。

　　若需要做冠狀動脈氣球擴張術；只要再將柔軟的金屬導絲深入血管內，通過冠狀動脈的狹窄部，再將氣球順著導絲送達血管阻塞部位，用顯影劑充飽氣球，令狹窄段的血管徑變大即可。患者接受此項手術，僅須局部麻醉、只需在醫院停留 1-3 天、與冠狀動脈繞道手術相比，減少許多痛苦；但是絕非所有冠狀動脈狹窄的患者，都適合採用這項醫療。

若主要血管或多條血管病變，甚至合併有糖尿病及心臟功能衰退等問題，這時裝置血管支架的風險大於繞道手術，建議以外科手術治療；反之，若疏通血管容易，繞道手術的風險相較下比較大時，則以心導管介入性方式治療。

◎ 冠狀動脈氣球擴張術

1、

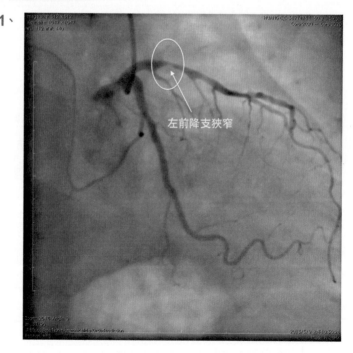

左前降支狹窄

2、

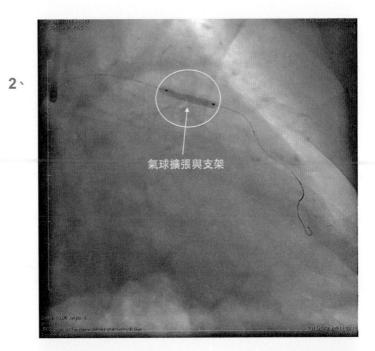

氣球擴張與支架

3、

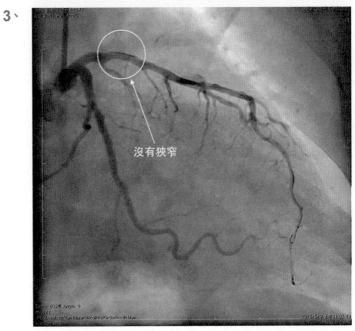

沒有狹窄

急性心肌梗塞送醫的患者，實際上只佔冠狀動脈疾病的一成，有九成的患者是由於胸悶、心絞痛等不適症狀而就醫。因此，平常控制好血壓、血脂及血糖，注意飲食與定期追蹤檢查，才能遠離心臟血管疾病的威脅。

若真的持續胸痛超過 10 分鐘，服用舌下含片也沒有緩解，就要盡速到醫院掛急診，因為心臟肌肉缺氧超過 30 分鐘就會開始壞死，一旦發生心肌梗塞，要把握 1-2 小時治療黃金時間，盡速打通阻塞血管，以避免心肌壞死範圍繼續擴大，甚至發生無法救治的憾事。一有不適症狀，趕緊到醫院求治，是急性心肌梗塞決勝的關鍵。

冠狀動脈支架（Stent）

為避免冠狀動脈氣球擴張術後，動脈在短期內再發生阻塞，使用較小的金屬支架來支撐動脈，可以維持較長時間的通暢。早期的經驗，支架極易發生栓塞，植入支架後不足一

天或兩周便發生血栓，所以裝置支架後需要用至少兩種抗血小板凝集劑，如阿斯匹靈（Aspirin）或保栓通（Plavix）來防止栓塞，現在的經驗，約 1% 病人術後會發生支架血栓。

　　冠狀動脈血管支架，歷經第二代、第三代持續改進後，使植入安裝容易，並且有不同尺碼與長度，很方便植入彎曲或遠端的動脈血管。然而支架植入後，長期追蹤一年發現仍有 30% 的支架，由於血管內膜結疤增生而再阻塞，需要重複處理。

◎ 冠狀動脈血管支架

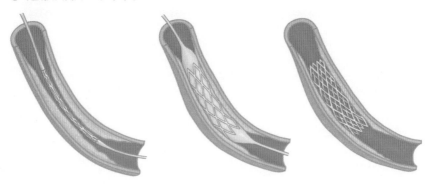

　　近年來有更多新的塗藥支架上市，更容易植入，有些號稱可以減少術後血栓，縮短使用抗血小板藥物的時間。

可吸收性血管膜架

　　由於金屬支架無法移除與吸收，近來發展出一種「可吸收性血管膜架」，它不是金屬材料，但是支撐血管及暢通血流的效果與傳統塗藥支架相當，最大的特點在於約兩年左右可自動分解被身體代謝吸收，也就是在血管裝支架的傷口復原後便功成身退，血管管腔可以繼續保持其自然大小。

◎ 可完全被身體分解吸收的藥物支架

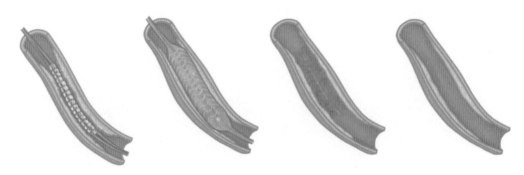

　　「可吸收血管膜架」解決了金屬支架永久留在體內的問題，未來即使血管再阻塞，再裝支架時也不會有重疊兩層支架與增加血栓危險的困擾。即使須接受冠狀動脈繞道手術，也不至於因為有金屬支架在，讓外科醫師找不到適當部位做血管

繞道。

「可吸收血管膜架」雖然提供了病患更多醫療選擇，目前由於仍屬第一代的產品，一般而言，膜架的粗細仍然較現在使用最多的「新一代金屬塗藥支架」為粗，所以植入的技術較為困難。尤其是血管病灶處於重要的分岔部位或屬於嚴重鈣化扭曲情形，植入「可吸收血管膜架」的難度都會增加，需要由相當經驗的醫師執行。「可吸收血管膜架」在國內已經開始使用數年，雖然號稱是最合乎生理的支架，但長期的效果還有待觀察。

冠心病的外科治療

1967 年，Cleveland Clinic Foundation 的外科醫師 Favaloro，首先經冠狀動脈血管攝影術，證明血管狹窄的部分，進而實施主動脈至冠狀動脈阻塞段的後端繞道手術。

冠狀動脈繞道手術

手術本身並未將狹窄或阻塞的冠狀動脈切除，而是以患者自體的「內乳動脈」，或下肢的「大隱靜脈」作為替代的血管，繞過阻塞的冠狀動脈遠端，進而將血液重新灌流到缺血的區

域，等於將壅塞的道路，另闢一條捷徑來疏通車流。

　　由外科醫師來執行這手術，就像是為不通的血流，另外搭座橋般，所以稱作繞道或搭橋手術；對病患而言，是要被開膛剖腹，以逃避死神的追殺，又不得不做出手術的選擇。尤其有些人是因為健康檢查才發現冠狀動脈有嚴重阻塞，醫師又告知無法用支架解決，必須做繞道手術，心理的調適確實是非常困難。現在的冠狀動脈繞道手術在經驗豐富的醫師與團隊的執行下，成功率已經到達 99%，除了一些短暫的皮肉痛苦外，其實是沒有必要擔心害怕的。

◎ 以患者自體的「內乳動脈」，或下肢的「大隱靜脈」作為替代的血管，繞過阻塞的冠狀動脈遠端，進而將血液重新灌流到缺血的區域。

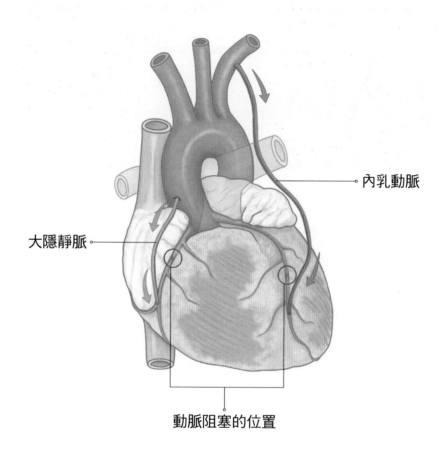

內乳動脈

大隱靜脈

動脈阻塞的位置

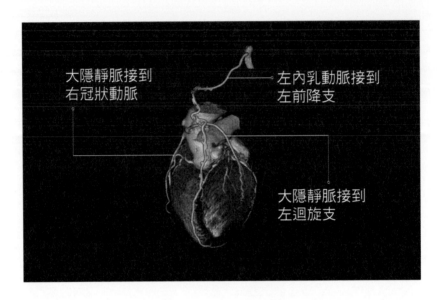

大隱靜脈接到
右冠狀動脈

左內乳動脈接到
左前降支

大隱靜脈接到
左迴旋支

　　有位中年男性患者，本身是耳鼻喉科醫師也是我的朋友，由於有高血壓及糖尿病等三高家族病史，所以長時間都非常注意飲食控制與血壓等身體變化，一直到游泳時會感到胸悶，甚至持續長達半年時間，無法像往常一樣游完兩千公尺距離，卻依然不願意相信自己有心臟的問題，總是認為平日那麼養生，應該能預防心臟病的發生。

　　經過太太多次催促，才萬般不情願地到醫院做檢查，心臟科的醫師一聽到他的症狀，加上其家族史，高度懷疑他有冠狀動脈阻塞性疾病，立即安排運動心電圖，發現運動時心

電圖有 T 波倒置的缺氧現象。接著再安排做高階電腦斷層檢查，確定他有冠狀動脈嚴重阻塞的情形，才決定進一步做心導管檢查。心臟內科醫師所做的心導管檢查結果證實了上述診斷。

不幸的是，因為阻塞的部位有嚴重的鈣化，不適合用氣球擴張與支架來治療，而必須要接受外科繞道手術。美國已故非常知名醫學博士 Elisabeth Kübler-Ross 曾提出：「人們在面臨劇變時常會有的五種情緒反應階段，包括否認（denial）、憤怒（anger）、討價還價（bargaining）、沮喪（depression）、接受（acceptance）等。」無預警的情況下，病人要面對這麼大的開心手術，難免會在短時間出現這些複雜的情緒：「我還可以再等等嗎？」、「是不是一定要動手術？」、「是不是可以選擇小傷口的微創手術？」等等諸多疑問。

經過心臟內科醫師細心解釋，這位同時具有醫師身分的病患終於同意開刀。手術於一周後執行，由於病人身體狀況良好，我們建議用傳統的方式開刀，也就是使用體外循環，讓心臟在停止的狀態下做了三條血管的繞道手術。手術相當順利，由於使用吸入性麻醉，恢復很快又很好，術後兩小時氣管內管就被拔除了，第二天一早就能下床吃早餐，很快的

就轉出心臟加護病房，並在手術後第十天出院。原本不願接受手術治療，病人後來表示，沒想到開刀並不如想像的那麼痛苦，而且在開刀之前，心臟復健與呼吸治療師就已經開始介入，所以很快地就回復正常生活，繼續他的看診工作。

冠狀動脈繞道手術使用的血管

大隱靜脈

大隱靜脈是下肢很長很直的血管，最常使用於冠狀動脈繞道手術。由於將靜脈改作為動脈來使用，有人質疑長期的效果會不會不好。有些報告認為容易阻塞，但依據我們的經驗，其實會不會堵塞與手術的技術有很大的關係；因大隱靜脈在摘取的技術與它連接在冠狀動脈與主動脈之間的長短與角度，才是決定該血管在短期與長期是否通暢的主要因素。

內乳動脈

內乳動脈常用於冠狀動脈左前降支的繞道手術，很多西方的文獻報告顯示其血管暢流率比使用大隱靜脈做繞道手術要好，但我並不完全同意這樣的講法，因為在東方人的內乳

動脈普遍較西方人要小，勉強使用反而容易阻塞，而我們早年所做的冠狀動脈繞道手術，好多人歷經 30 年其大隱靜脈仍然暢通，所以並不建議非使用內乳動脈不可。

橈骨動脈

必要時，前臂的橈骨動脈也可用來作為冠狀動脈的繞道血管，有些人宣稱效果較大隱靜脈為佳；但也有一些報告認為，長期的效果反而不好，因為橈骨動脈的肌肉層較厚，容易產生痙攣，長期而言，反而對病患不利。我的看法是仍然以內乳動脈與大隱靜脈為主，若非不得已，如下肢有靜脈曲張時，才考慮使用橈骨動脈。

冠狀動脈繞道手術的優缺點

心臟停止跳動的狀態下進行手術

優點：是可以在很清晰的視野下接合血管，達到最好的品質，
　　　長期的效果較其他方式好。
缺點：必須使用人工心肺機，暫時替代心臟的功能，行體外
　　　循環；但人工心肺機長久使用下，有可能造成不同程

度的血球破壞、凝血功能不良等現象，但這與手術技術有很大的關係。因為手術越熟練，花的時間就越短，人工心肺機的破壞就越少。

心臟不停止跳動的狀態下進行手術

優點：可以借助一些器械如穩定器的幫忙，在心臟持續跳動的狀態下進行手術，由於沒有使用到人工心肺機行體外循環，會減少人工心肺機合併症的發生。

缺點：有時無法完全將應該要接的血管接合，也可能因為心臟持續跳動而影響接合的品質，減低長期血管暢通率。因此我們所在的振興醫院，將不停跳冠狀動脈繞道手術，僅保留較年長（身體太虛弱），無法讓心臟停止（如主動脈鈣化），或不適合接受人工心肺機行體外循環（如其他臟器功能太差）的病人使用。

小傷口的冠狀動脈繞道手術

優點：利用內視鏡或機械手臂（俗稱達文西機器手臂），經數個小傷口進行冠狀動脈繞道手術，好處是傷口不在正前方，從領口看不到，比較美觀。

缺點：為了配合機械操作的死角，傷口反而變多散佈在許多
的部位，所以加在一起不會比前述的傳統前胸方式小；
缺點是這樣的作法比心臟不停止跳動手術的品質更不
可靠，常常無法把所有缺氧的血管一次做完繞道，術
後還要借助冠狀動脈支架解決一部分的問題，長期的
血管暢通率更差，而其最大的缺點是手術風險提高，
所以我不建議用達文西機器手臂來做冠狀動脈繞道手
術，除非日後有功能更好的其他廠牌（達文西是目前
獨家的廠牌）的機器手臂問世。

冠狀動脈繞道手術可能的併發症

冠狀動脈繞道手術後的照顧，與手術技術一樣重要，因
為心臟手術影響全身，各個器官都有可能發生問題，例如中
風、腎功能衰竭、肝功能不良、感染、呼吸功能不良、出血
或血栓等，因此，在手術後都需要入住加護病房數日，而加
護病房中醫生與護士的照護能力，就非常重要。

除此之外，手術後病人若因疼痛無法有效的咳嗽，亦可
能導致肺炎，抵抗力較差的病患，也可能發生傷口感染的情
形，這些併發症經過積極治療多數是可以改善的，但也有極

少數的病患可能因此喪命。

　　冠狀動脈繞道手術病人預防再發注意事項：

● 建議繼續服用原來用於控制血脂肪與高血壓的藥物如 Statins
（是降膽固醇藥，常見藥品有立普妥、冠脂妥……等）、ACE
抑制劑（有降血壓、心臟保護作用，常見藥品有心達舒、悅
您錠……等）及血小板抑制劑藥物。

● 控制糖尿病、高血壓。

● 注意飲食。

● 停止吸菸。

● 適當運動。

主動脈剝離

　　運氣不好的話，血管外膜也跟著破裂就立即大出血死亡，而若外膜沒有立即破裂，高壓的血液會從破裂的開口往上或往下流，假腔延伸的結果就會撕裂主動脈壁，造成剝離，這就是所謂的主動脈剝離或稱主動脈夾層瘤。

症狀

　　形成主動脈剝離時，各分支均可能受到波及而造成臨床的症狀；譬如：急性心肌梗塞、心包膜填塞猝死、腦中風、半身癱瘓或腸、腎、下肢等器官的缺血壞死。若不及時手術治療，其致死率極高，即使暫時存活下來，爾後仍有破裂風險。

　　主動脈是人體輸送血液最大的血管，成人的血液約有 5 公升，只要失血約三分之一便會有生命危險，所以一旦因車禍大力撞擊、外傷、血壓太高或其他原因造成主動脈破裂，

隨著每次心跳擠壓出鮮血，嚴重時只要幾分鐘時間，血管裡面的血液就已經「空」了，常常會來不及送至醫院急救，便大量失血死亡。所以能夠送到醫院的病患僅是剩餘的那一半。主動脈剝離雖然相較於冠狀動脈等心臟疾病較不常見，卻是極具破壞性，稍微輕忽便有致死的可能。

造成剝離的原因

清晨急診室通知，有位夜裡在海上作業時因嚴重胸痛懷疑心肌梗塞，被緊急回航送醫的 50 歲中年船員，到院時收縮壓 180，舒張壓 100，經心電圖檢查卻沒有異狀。抽血檢驗心肌旋轉蛋白（Troponine）以確定是否為心肌梗塞，但指數也正常，雖然排除急性心肌梗塞的可能性，但病人後來承認一直有高血壓的問題，卻沒有按時服藥，X 光片上顯示主動脈位置稍微有擴大的現象，再加上那讓病人由前胸痛至後背並冷汗直冒的症狀，不得不令人懷疑另外一個更麻煩的問題可能找上他，也就是主動脈剝離。於是立刻安排胸腹斷層掃描，為了怕他那超高壓的血流有可能持續撕裂脆弱血管壁，立即安排他入住心臟加護病房，先以藥物控制血壓，再注射嗎啡止痛。斷層掃描結果則證實，病人的降主動脈真的有嚴重剝

離現象。

依 Stanford 大學的分類定義

A 型主動脈剝離

　　為升主動脈，或升主動脈加上降主動脈剝離，即是所謂A 型主動脈剝離。

B 型主動脈剝離

　　是單純只有降主動脈剝離的問題。以往由於傳統手術成功率不高，對於破裂風險較低的 B 型主動脈剝離，醫師大多建議服用藥物控制血壓，因為較少有立即破裂的危險，很多醫師不主張手術，除非直徑超過 6 公分。

　　事實上決定手術治療的時機性，應該與各醫師或團隊手術的成功率有關，由於 B 型主動脈剝離遲早還是會破裂，臨床上仍建議要盡早動手術。這位送來急診的中年船員因持續背痛，3 天後則決定進行手術治療，手術後當天稍晚立即拔除氣管內管，病人恢復良好。

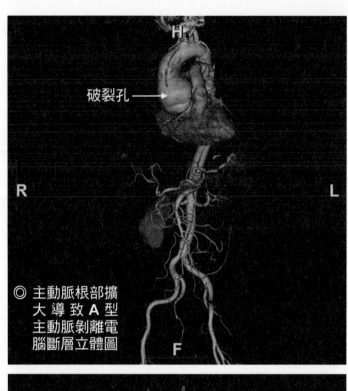

H

破裂孔 →

R   L

◎ 主動脈根部擴
　大 導 致 A 型
　主動脈剝離電
　腦斷層立體圖

F

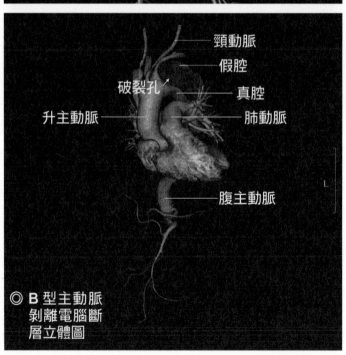

　　　　　　　　　　　　頸動脈

　　　　　　　　　　　　假腔

破裂孔 ↗　　　　　　　　真腔

升主動脈 ———　　　　　　肺動脈

　　　　　　　　　　　　腹主動脈

L

◎ B 型主動脈
　剝離電腦斷
　層立體圖

主動脈剝離的危險因子，如年齡老化、高血壓、動脈硬化、外傷或發炎等。好發年齡為 50-60 歲，且男性發生比例較高。多數主動脈剝離的患者皆有高血壓病史，若血壓沒有控制好，天氣驟變，忽冷忽熱，就容易致使血管收縮，令病情惡化。

臨床上也有完全沒有高血壓症狀，因瞬間外來撞擊力道造成外傷性主動脈剝離，像車禍中發生撞擊，胸部撞上方向盤，便是極常見的例子。人體的血流由升主動脈經主動脈弓流向降主動脈，有一固定的血流壓力與重量，若突然以方向相反的平行撞擊力道，使速度很快的物體突然減速，較不受周圍組織保護支撐的主動脈就會往前繼續行進，因而產生一個剪力，導致某個脆弱點的破裂，這脆弱的破點，大多發生於主動脈弓的遠端。

在門診病患中，也有少數因 SPA 水柱的沖擊、用力打噴嚏，甚至早晨到公園利用背部撞牆功健身的民眾，在從事這些活動時突然一陣強烈背痛，到醫院求診才發現降主動脈有剝離的情況。以 SPA 水柱而言，為了利用噴注的水流按摩穴

道，出水前都經過特殊加壓處理，所以從事這些活動時應特別注意，都不宜接受太大力量的水柱沖擊。

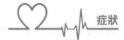 症狀

主動脈剝離症狀多為劇烈的胸痛、由前胸傳至背部的「撕裂感」、盜汗或血壓上升等。可藉 X 光、經食道超音波、電腦斷層 (CT) 攝影來確定診斷。而二周內發生者為急性，二周以上者為慢性。

一旦於兩周內，診斷為升主動脈或主動脈弓剝離的病患，為避免撕裂至頸動脈或破裂出血，往往需要接受緊急主動脈重建手術。主動脈剝離對病人而言，是一個非比尋常的急症，不可輕忽，對心臟外科醫師來說，則是充滿了挑戰。唯有良好經驗及合作默契的心臟外科團隊，才能在術前做出正確診斷，解決術中的各種問題，讓病患獲得最好的手術治療。

主動脈重建手術

主動脈剝離手術最大的風險，乃在於腦部與脊髓神經系

統的保護，以及術後的止血，因為術中的變數較常規的冠狀動脈繞道手術，或瓣膜置換手術要大得多，需要有豐富經驗的心臟外科醫師才能順利完成手術。隨著人工心肺機的運用更趨成熟及臨床經驗累積，目前主動脈剝離術在術中，大多已不需要將病人降溫成「冰凍人」，在循環停止狀態下施行手術，或利用逆行性腦灌注方式來保護腦組織；目前配合腋動脈或鎖骨下動脈的灌流，也多可順利完成手術，很少有中風的後遺症。

胸主動脈瘤

1983 年，Borst 將「象鼻術」(Elephant Trunk) 應用於臨床，在行主動脈弓替換手術同時，在降主動脈內植入一段人工血管，當前端固定，將剝離的起始處封住後，即可阻止血流進入假腔；人工血管的另一端則懸浮於降主動脈內，可以使原來受假腔壓迫的真腔擴大。顧名思義，「象鼻」的一端是固定在臉上的，另一端則是游離的，它對降主動脈瘤壁有保護作用，雖然沒有固定，但是它可以把裂口蓋住，幫助血流導入真腔，防止降主動脈瘤繼續剝離。但在早期是醫師用縫合的方式來結合人工血管與主動脈，由於主動脈已經裂成兩層，

組織非常脆弱，用縫線縫合的時候有相當大困難，出血對外科醫師是一道棘手的問題。

腹主動脈瘤

除了胸主動脈瘤，另外常見的則是腹主動脈瘤，但與胸主動脈瘤不同，大多並非是因血管壁內膜結構剝離受到破壞，而是由於動脈硬化，造成整個血管三層皆同時鼓脹腫大，所以稱為「真性瘤」；相對於主動脈夾層瘤，則稱為「假性瘤」。

近年來以支架人工血管來治療腹主動脈瘤的技術，已相當成熟，成效也不錯。支架人工血管的表面以金屬線圈的結構支撐，早期採用不鏽鋼（Stainless Steel）材質，但不鏽鋼受材料技術的限制，所以無法做得太薄，支架本身柔軟度也不夠，現在則改用鎳鈦合金（Nitinol），具有超彈性、生物相容性佳等優點。所以在置入血管內之前，可將極佳彈性的血管支架捲起來，經下方股動脈導入，當到達預定的部位後，再予以鬆脫，金屬線圈便會伸展恢復至原來管徑大小，而人工血管進而撐開卡住，固定於正常主動脈組織上。

這幾年也有外科醫師將支架人工血管運用於胸主動脈夾層瘤的治療上，由於支架血管是利用前端金屬線圈倒鉤卡在

血管壁上，所以必須有至少 1.5 公分健全的血管壁組織，否則組織結構不健全的狀況下，無法穩固附著，有可能會衍生出滲漏、位移等問題。

由於腹主動脈瘤屬於真性瘤，組織具完整性，在置放人工血管支架後，較不易有後續問題，不像 B 型胸主動脈瘤管壁內的組織遭撕裂剝離後，外層薄、內層脆，不易固定，而當可固定健全組織長度不夠時，支架落點就必須向前，如此可能遮住主動脈弓的分支。尤其當影響左邊頸動脈血流時，就必須同時進行頸動脈繞道手術，以右頸動脈支援左頸動脈的血流。

又因為人工血管支架的外層因被覆著金屬線圈，所以管徑固定，不像一般 Dacron 材質的人工血管柔軟，會順應血流且依照真腔的大小舒張，而彈開撐大後的支架血管，因與內層比較小又不健全脆弱的血管壁長時間摩擦，有可能產生新的裂口，稱作支架血管引起的新破裂（SINE）。為防止血液滲漏，就必須於 SINE 的遠端再繼續接上新的人工血管支架，當支架血管用得太長，會遮住遠端胸主動脈或腹腔重要分支，但如果支架阻絕脊髓動脈的血流，嚴重時更會有下肢癱瘓的可能。因此，我不建議採用這種方式治療大多數的主動脈剝離的病症。

主動脈剝離患者的新契機：人工血管接環

　　剝離的血管壁由於組織不健全、脆弱不易縫補，針對這麼棘手的疾病，我在十多年前即開始研究較好的治療方法，其實一般人稍加思索便可以想到，若在柔軟的人工血管兩端，先固定好硬的接環，再套入主動脈，便可以從主動脈外面，用綁帶將人工血管固定在主動脈內，而不需要用針線來縫合了。綁的速度一定較快，而且提供了較大的接觸表面，使組織受力較縫線更為平均，不易撕裂出血。

　　為了將這麼簡易的想法，應用於人工血管與主動脈間的接合，我們花了十餘年的時間才得以如願以償。先是請美國先進的科技公司按照振興設計的藍圖，使用最高等級的鈦金屬，研磨出大小不同「人工血管接環」，再經由台灣 GMP 工廠消毒、包裝及滅菌，進行生物相容性試驗，做過許多次急性及慢性的動物試驗，終於通過美國食品藥品檢驗局 (FDA) 與台灣衛生署的上市許可。我們的這項研發，是第一件由國人自行研究取得美國 FDA 通過上市的植入性心血管醫療產品，不僅大幅提升主動脈剝離患者的生存機會，也為心臟外科醫師，提供了更便捷的手術方式。

◎ 術後人工血管接環

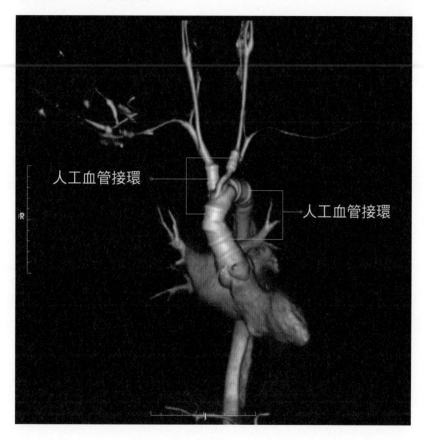

人工血管接環

人工血管接環

◎ 術後人工血管接環側面

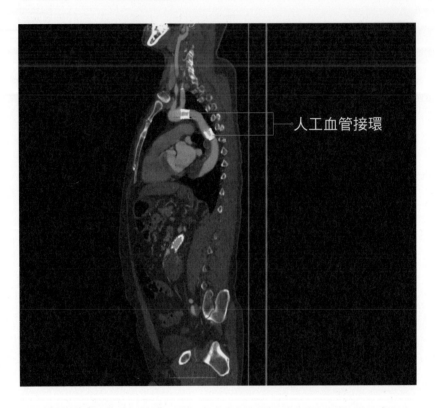

人工血管接環

A 型主動脈夾層瘤的主動脈弓全置換手術

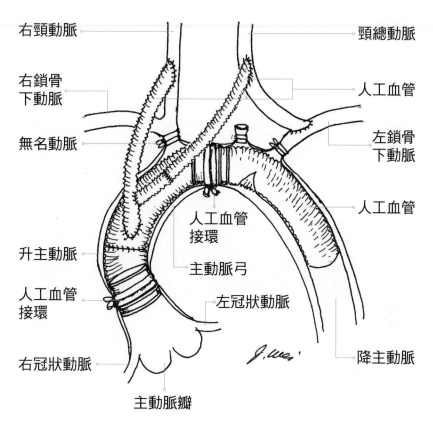

右頸動脈

右鎖骨
下動脈

無名動脈

升主動脈

人工血管
接環

右冠狀動脈

頸總動脈

人工血管

左鎖骨
下動脈

人工血管

人工血管
接環

主動脈弓

左冠狀動脈

降主動脈

主動脈瓣

（ 魏醫師的親筆手稿 ）

振興醫院的心臟團隊近年來，為一百多位主動脈剝離患者，施行的手術治療幾乎全數成功，要歸功於心臟團隊使用「人工血管接環」。這些病患的手術複雜度都非常高，其中很多病患合併有班妥 (Bentall) 手術、主動脈弓置換及冠狀動脈繞道等手術。若無人工血管接環的協助，恐怕預後結果沒有這麼樂觀。

　　由於手術時間的縮短，這些手術患者，絕大多數皆在手術當天拔除氣管插管，並脫離呼吸器；多數病患在手術隔天早上都能下床、開始進食，病人也順利出院。術後所做的電腦斷層檢查，顯示接合處都沒有發生脫落，或假性動脈瘤的情況，可說是治療主動脈剝離的重大突破。若無這項材料與技術，即使在國外最先進的醫院，也難得有如此的成績。

　　主動脈剝離除治療外，最重要的還是預防再次疾病的復發，除了注意危險因子、避免情緒激動與激烈運動外，尚需適度的休閒運動，控制高血壓、糖尿病、高血脂，維持理想體重，戒除菸、酒，注意均衡飲食，並且需要定期門診追蹤治療，以確保健康。健康的維護是需要長期持之以恆，更要注意的是，預防永遠勝於治療，而一旦發現問題求助專業醫師，盡早治療則更勝於一切！

心臟衰竭

　　是指心臟的功能受損，無法有效地將血液輸送到全身供組織利用。根據衛福部的統計資料，國人心臟衰竭的致死率在 5 年之內可以高達 5 成，是威脅民眾生命的主因。在正常的狀況下，心臟的血液供需應該是平衡的，但因各種因素導致供需失衡時，心臟無法負擔整個身體所需的血液，臨床上就會出現各種不適的症狀。

引起心臟衰竭的原因

　　心臟衰竭是一種綜合的症候群，常見的原因包括：擴大性心肌病、冠心病、肥厚性心肌症、急性心肌炎、心瓣膜病變、心律不整導致的心臟衰竭，與先天性心室發育不全等。

　　心衰竭初期，由於各種代償機制尚能維持身體器官的生理功能，而使患者的症狀不明顯，有時僅僅是到了傍晚，經過一整天的活動後，才會感覺疲倦與下肢水腫；經年累月後，直到心臟本身功能嚴重喪失，且其他代償機制無法彌補時，

肺部常常會因為積水而導致呼吸困難，更嚴重的時候就有可能導致多重器官衰竭甚至死亡。

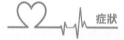 症狀

- 當病人的心臟無法正常打出血和放鬆，從而導致心臟血液積鬱，便會出現一些徵兆，有這些狀況應立即通知醫護人員。
- 呼吸急促，特別是在躺下來的時候。
- 在一兩天之內，體重驟增超過 1.5 公斤（3 磅），或是在一星期內增加了 2.5 公斤（5 磅）。
- 身體持續有腫脹情形。
- 咳嗽或感冒症狀持續超過一周。
- 感覺疲累、乏力或極度疲倦。
- 胃口變差或有所改變。
- 足踝、腳、腿、腰椎底部的薦骨或腹部(胃部位置)出現腫脹。
- 夜尿頻繁。

心臟衰竭的臨床特徵與分類

心臟衰竭可以是急性也可以是一種慢性的變化，心臟衰竭的症狀在什麼時候會出現呢？當心臟輸出血液的力量或頻次無法產生足夠血壓與血流，導致身體組織的血液供應不足，心臟衰竭便開始出現症狀。

一般分為「收縮性」心臟衰竭及「舒張性」心臟衰竭：

收縮性心臟衰竭

是收縮無力，影響血液輸送功能。

舒張性心臟衰竭

是心臟變得過於肥厚，讓心室的內腔變小，導致輸出量不足，例如：高血壓或主動脈瓣膜狹窄患者，時間久了心臟變厚，心臟肌肉太硬無法放鬆，致使無法把足夠的血液充滿心臟，收縮出去的血液變少，當然也就形成所謂的心臟衰竭。

依照紐約心臟協會標準委員會 (New York Heart Association functional classification) 按功能性分類，可將心臟衰竭的嚴重度分為四級：

紐約心臟醫學會對心臟功能的分級表

級數	症狀表現
第一級	心臟功能良好,爬四層以上的樓梯都不喘。
第二級	正常走路都很好,爬三層樓梯會稍微喘。
第三級	輕度活動就得休息緩和一下,或是稍微爬樓梯就感到喘。
第四級	幾乎只能坐著休息了,甚至躺著休息時也會感到喘不過氣來。

心臟衰竭的盛行率

依據資料顯示,人的一生當中罹患心臟衰竭的機率為20%,就是每五個人就有一位有心臟衰竭的機會,比例不但很高,從 1979 年到 2003 年,不論男性或女性,因心臟衰竭住院的人數節節上升,增加了 1.7 倍,主要原因是新的藥物問市及心導管技術進步,降低心肌梗塞死亡的人數,相對之下存活下來罹患心臟衰竭的人數卻增加了,五年平均約有一半的人死亡,比乳癌五年的平均死亡率還高。此外,心臟衰竭人口數增加也會增加住院醫療的成本,其費用大約佔醫院支出的 70%,所以會對整體社會經濟產生影響。

心臟衰竭的藥物治療

有許多藥物可以使用，臨床上常見的有血管收縮素轉化酶抑制劑（ACE inhibitor）、血管收縮素 II 拮抗劑（ARB）、乙型交感神經阻斷劑、利尿劑、毛地黃、康立來 (Coralan) 及健安心 (Entresto)。

有關血管收縮素轉化酶抑制劑（ACE inhibitor）、血管收縮素 II 拮抗劑（ARB）、乙型交感神經阻斷劑、利尿劑之介紹，詳見本章高血壓性心臟病。

毛地黃

雖然毛地黃在臨床上已經漸漸較少醫師使用，但是我認為它還是一個非常好的藥物，只要留意它的劑量與副作用就可以了。到了 1977 年，血管收縮素轉換酶抑制劑 (ACE inhibitor) 這一類的藥物上市，大大提升心臟衰竭的治療效果，甚至可以降低 30% 死亡率。

康立來 (Coralan)

近來有兩個新藥上市，使心衰竭治療又多了些選擇。康

立來 (Coralan) 作用於心肌竇房結細胞，用來降低心跳速率。與葡萄柚汁併服後，康立來濃度會增加 2 倍，因此在治療期間不建議食用葡萄柚。

常見的副作用有頭痛、視力變化、心跳緩慢。發光現象（視幻覺）通常在光線強度突然發生變化時引起，常見於服藥後兩個月內，之後可能重複發生，治療中或治療結束後會消失。但康立來有可能造成心跳緩慢，若心跳速度低於每分鐘 50 次，應回診處理。

健安心 (Entresto)

另一個新藥是健安心 (Entresto)，研究顯示，此藥可以減少 20％心血管事件的死亡或因心衰竭導致的住院 。常見的副作用有低血壓、高血鉀、咳嗽及頭痛。也可能引起血管性下肢水腫。此藥容易因潮濕引發變質，儲存時須注意防潮，建議存放於原始包裝中，待要服用時再撕開鋁箔將藥取出。

即使藥物治療有很大的進步，但全球每年仍約有 2600 萬人罹患心臟衰竭，病人每次發生急性心臟衰竭的症狀後都會導致心臟功能變差，因此心臟衰竭發生的頻率越高，就越來越接近死亡。所以，要減少急性心臟衰竭的發生，就要好好

控制、服用藥物，施打流感疫苗等加以預防。

　　對於嚴重的心衰竭患者，心臟移植無疑是最終也是最佳的治療途徑，但因器官捐贈者不足，為了爭取更多等待換心的時間，除了要加強藥物的使用外，不得已的時候，在過渡期，外科醫師可以藉由安裝心室輔助器或其他的機械輔助來暫時維持心臟的功能。

心臟移植

因為心內膜炎、心肌炎或擴大性心肌病變等原因，造成心室功能惡化，導致嚴重心臟功能衰竭的患者，心臟移植是唯一治療途徑。

有人曾引用博弈論的「零和遊戲」來比喻心臟移植手術：救了一命，卻同時死去一個人。因為移植的器官，多來自於因腦部受到重創、意外造成腦死的患者所捐贈的，若非這不幸的意外，這些人的生命，原該走得比須進行移植手術的心臟患者長遠而健康，而原本健康的生命無預警地面臨死亡，家屬們卻願意先放下失去親人的痛，轉而幫助其他病危亟需進行器官移植患者，這是個相當無私且極困難的決定。

心臟移植的成功率

心臟移植在台灣對許多大型醫院而言，雖然已是常規手術，而手術的存活率，以目前振興醫院心臟移植團隊至 2017 年 10 月底，心臟移植小組共完成近 500 例心臟移植手術。一

年的存活率為 86%，五年為 73%，十年為 56%，此結果遠超過國際水準。雖然我們擁有卓越的醫術，但遺憾的是，依財團法人器官捐贈移植登錄中心統計數據，排列於等待心臟移植的名單中，隨時都有一兩百名心臟衰竭患者在等待，一年下來累積的數目應該遠高於此，而近年來每年平均只有約莫 80 位能順利獲得換心的機會，供心者不足，是心臟移植醫療發展最大的困境。

許多人對心臟移植仍有不正確觀念，認為術後雖可延續生命，但無法如常人般正常作息，並非屬實。病人術後器官雖可能會面臨身體上排斥問題，藥量控制得宜，不但沒有排斥現象，也不會產生感染的問題。換心人只要按時回診、配合醫囑進行檢查，便可擁有正常人生活。

移植手術的進行

一旦要進行心臟移植手術，移植小組須分為兩個團隊，一個為取心團隊，另一個為心臟植入手術團隊。取心團隊作業一般需與其他各個器官摘取團隊高度配合，於摘取時先用心臟麻痺保護液注射入心臟，再將心臟浸入 4°C 的冰水中，盡快送回醫院移植。

整個心臟縫合手術約需花 1-2 小時，一般而言，盡量在 4 個小時內完成移植，在台灣多數地區都可以在 4 小時內運送器官到移植醫院，但是受限於交通或其他因素，例外的情況也可能發生，振興醫院就曾經成功地將缺氧 13 小時的心臟植入人體，打破傳統須在 4 小時內完成器官摘取、植入作業的時間限制，是目前全世界最長的紀錄。

植入方式

　　目前世界上絕大部分的換心手術，都採用原位心臟移植，原因是異位心臟移植弊多於利。

原位心臟移植

　　先將病人心臟的心室與部分的心房切除，再將捐贈的心臟植入縫合，首先縫合左心房、心房中隔、右心房、肺動脈，最後縫合主動脈，即完成心臟移植步驟。其實心臟移植的手術並不是很困難，問題是巧婦難為無米之炊。

異位心臟移植

　　受贈者的原心臟仍保留，僅將捐贈的心臟與受贈的心臟

縫合；將捐贈的心臟放在右胸腔內。

目前絕大部分的心臟移植均採用同位移植，異位移植僅用於下列兩種情況：

● 心臟缺氧時間過長。

● 捐贈者體重遠低於受贈者。

◎ 心臟移植前示意圖

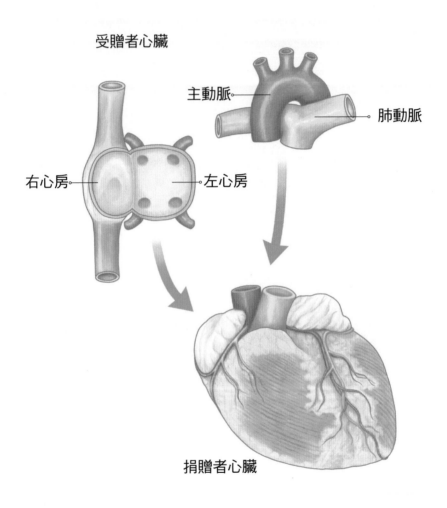

受贈者心臟

主動脈

肺動脈

右心房

左心房

捐贈者心臟

◎ 心臟移植後示意圖

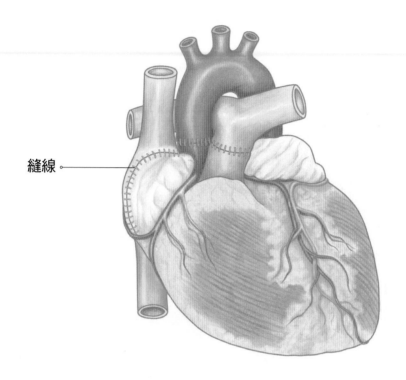

縫線

　　換心團隊除了負責將所取回的心臟，安全植入等待換心病人的體內，若捐贈者就在同一家醫院，換心團隊也會協助捐贈者家人，配合所有器官移植的相關法定程序，進行器官捐贈作業及悲傷輔導。

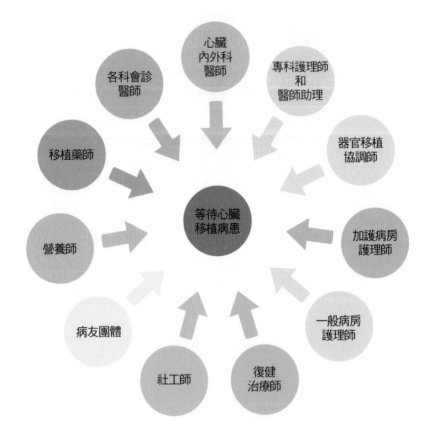

評估心臟功能的方法：運動肺功能檢查

並非所有心臟衰竭的人，都須做心臟移植手術，絕大多數的病人是可以用藥物來改善或維持心臟的功能。一般來說，僅有在心臟專科醫師的積極治療下，仍無法有效控制心衰竭

的持續惡化，才考慮選擇心臟移植手術。

目前認為最能有效評估病人預後的檢查，為「運動肺功能檢查」：

如果每分鐘、每公斤體重的耗氧量低於 14cc，即被認為是嚴重心臟衰竭，預估壽命會低於 1-2 年，此時醫師會建議進行換心手術前評估。

其他情況如病人的冠狀動脈因為瀰漫性的狹窄而無法用現有治療法（支架或繞道手術）來增加心臟血流，或無法用藥物或心臟節律器來控制的惡性心律不整等，會建議以心臟移植來改善病況。

手術前評估包括：心臟功能、肺功能、腎功能、腸胃功能、血液功能、心智功能、家庭支持、各種常見癌症篩檢……多方面全身性檢查。因為等待換心的病人眾多，捐贈心臟的人少，為了有效運用得之不易的器官，受贈病人的篩選是極其重要的。

抗排斥藥物的使用

身體的免疫系統會去對抗一個外來的組織，比如新移植進去的心臟，這樣的生理反應稱做「排斥作用」。當排斥作用產生時，體內的抗體會攻擊植入的外來器官，引起植入器官衰竭、喪失功能。免疫抑制劑（抗排斥藥物）的主要作用便是降低免疫反應，延長植入器官的壽命，並且預防排斥作用。為了減少抗排斥藥物引起的副作用，醫生會選擇不同藥理作用的抗排斥藥物一起治療，使得各個抗排斥藥物服用的劑量降低，副作用發生的風險相對會下降；並藉由多種抗排斥藥物，作用於不同的免疫路徑，將減緩慢性排斥作用的產生。

服用抗排斥藥物期間注意事項

服用抗排斥藥物期間，病人的抵抗力較弱，應減少出入公共場所，並且避免接觸已有感染疾病的患者。如果病人出現任何類似感冒或感染症狀，如：發燒、喉嚨痛、發冷、寒顫、頻尿、排尿困難等，應立即與協調師聯絡。一般而言，抗排斥藥物必須終生服用，但隨著移植後時間的拉長，種類和劑量可能會逐漸減少。

藥物的保存

　　抗排斥藥物應放在陰涼乾燥的地方，不可放冰箱裡面，並且要避免小孩拿到而誤食。就醫或有緊急狀況時，應該讓醫護人員知道您是「心臟移植病人」及「正在服用抗排斥藥物」。

廣為使用的抗排斥藥物

- 單源抗體（Simulect）：用於導入治療及急性排斥，目前已經比較少用。
- 多源抗體（ATG）：用於導入治療及急性排斥。
- 類固醇：用於靜脈注射的 Methylprednisolone、口服則有 Prednisolone。
- Calcineurin 抑制劑：Neoral、Prograf。
- 細胞分裂抑制劑：Imuran、Cellcept、Myfortic。
- m-TOR 抑制劑：Certican、Rapamycin。

　　一般而言，多採三種藥物配合治療，以達到最大的免疫控制效果，且可避免高藥物濃度的副作用。最常見組合為 Neoral 或 Prograf±Cellcept±Prednisolone，或 Prograf±Imuran，近來又有許多新藥物上市，對於移植後器官排斥能更有效的

控制。

目前的移植困境

　　雖然台灣移植的技術已經超過國際水平，但目前國內最大的困難，在於捐贈器官的人太少，國內的器官捐贈率在 2009 年為每年每百萬人口 9.3 個，已是近年來最高（過去為 5 個左右）；但仍遠不及歐美地區，每年每百萬人口為 20 個的捐贈率。因而，有不少病人是在等待過程中，錯失移植機會而死亡，甚為可惜。唯有積極推動器官捐贈的大愛精神，才能將國內心臟移植領域，惠及更多還能救、可以救得回來的病患。

心律不整

　　我們的心臟，像一個不斷重複規則「壓縮、放鬆」的血液幫浦，輸送氧氣和養分到全身去；心臟節律，就是指這個不斷重複的規則，一般人每分鐘 60-100 跳為正常可接受的心律範圍。當這個不斷重複的規則出了問題，太快、太慢、或不規則，醫學上就叫做「心律不整」。

　　因為在家中發生嚴重暈眩，被家人緊急送至醫院的 25 歲年輕女性患者自訴：「一年前某天夜裡，曾在熟睡中驚醒，醒來時覺得心臟失速狂跳、異常不舒服，但坐起來休息後慢慢緩解，之後並無不適情形再發生。但最近一個星期在上班時，常感到胸悶心悸。」

　　經過心電圖檢查，病人呈現室上型心搏過速，血液檢驗結果呈現鉀離子及鎂離子過低，在經藥物治療及心導管電燒後，心律即恢復正常。

當心律不整發生的時候，心臟功能或多或少會受到影響，輕微時可能沒症狀，或只感覺心臟跳動有點不一樣，嚴重時可能會頭暈、沒元氣，甚至昏倒或死亡。

多數人心悸或心臟不適只是偶爾發作，一般做 24 小時心電圖或血壓記錄時，能夠偵測到陣發性心律不整的機率，僅有 20%，其他患者往往無法記錄到心律不整時候的心電圖。對於這類心律不整及血壓不正常，往往需要一周以上，長時間攜帶「遠距心電圖血壓記錄器」，在發作當時立即記錄下心電圖或血壓，才能讓醫師發現問題。

因此像陣發性心室心搏過速 (PSVT)，就是心跳有時正常，有時突然變快或跳動不規則，但休息之後可能又恢復正常；不發作時則完全不知道有心律不整，但當心跳快時，由於打出去的血量變少，血壓下降，這時若交感神經無法適時的收縮，病人就會覺得頭昏，甚至暈倒發生危險。

當我們有頭昏、心悸，甚至會胸痛、呼吸困難、心絞痛等不舒服的症狀，可以先量測自己的脈搏是否有異常，若心跳不正常，建議要進一步到有心臟專科的醫療院所，請專業的醫師做診治。

為什麼會發生心律不整

人的心跳節律，是由位於右心房與上腔靜脈交接處的竇房結（Sino-atrial node）所控制，它會自主性產生電力訊號，迅速地由心房傳至房室結（Atrio-ventricular node）再到心室。它的節律快慢會依照人體的不同活動所需，這套電力系統，就像我們房間電燈開關一樣，長年累月下來，不免會故障發生短路的現象。為什麼會發生心律不整，大致上有下述幾個原因，治療也採取不同的方式。

心律電流本身受到干擾

心肌和心律傳導細胞，會產生和維持正常的心律電流；

若體內嚴重電解質不平衡，例如鉀離子過高或過低，或受到藥物影響，都可能會產生各種相應的心律不整。此時，可先調整體內電解質或使用抗心律不整藥物進行治療。

電流傳導系統受損或異常

年老退化、缺血影響，或心臟手術中損傷等原因，造成心律電流傳導系統起點的竇房結或中繼站房室結受損，都可能導致心律電流傳導不順暢與心跳過慢，嚴重時，可置放心律調節器（或稱心臟節律器，大陸稱起搏器）改善心跳過慢的問題。另外當某種外在原因，使節律點向四方傳導的速度快慢不同時，這時傳導快的會再回傳，使心房和心室間多了一條傳導路徑造成迴路，這是臨床上極常見的一種心律不整；若是發生在房室結的地方，就會產生房室結迴路頻脈，若發生在心房，就產生心房的頻脈，或是發生在心房跟心室之間就產生房室迴旋性的頻脈，這種狀況可考慮做電氣生理檢查，必要時可藉由心導管以電燒進行治療。

心肌細胞傳導電流異常

為心臟瓣膜疾病腔室內壓力不正常，造成心房異常擴大，

電流在傳導時產生亂流，例如心房顫動。此外若是心肌缺血受損，也容易產生心室心律不整。因此，針對不同病因，就有各種不同的治療方法。

心房顫動

正常心臟的跳動是規律的，心臟是由一個單一放電節律點產生正常心律，當心臟有多個不正常的放電點造成的紊亂心律，就是極為常見的心房顫動（atrial fibrillation, Af）。

據統計有 20% 中風的患者是因為心房顫動造成的。為何心房顫動會引起中風？當心跳規律時，心臟肌肉收放間血流就打出心臟，而心房顫動時心房卻是不規則且快速亂跳的，亂跳也就等於沒跳動，血流沒有辦法有效地輸送出去，血液在心房裡面打轉，血液滯留某些角落沒有流動，容易凝結成血塊，不幸的是這些血塊一旦鬆脫，就會順著血流而行，流到全身各處，若流到腦部，則會造成腦血管阻塞而導致中風。

有效的使用抗凝血劑可降低 68%-70% 中風的風險，因此高風險的患者，應考慮是否服用抗凝血劑以預防中風。中風引起的失能，不但造成家人長期照顧的負擔，也造成個人及社會龐大的醫療費用支出，所以，有此問題的朋友不可輕忽，

應尋求專業醫師進行治療。

心臟節律器

　　心臟節律器是當心臟無法維持正常節律時，一般由鎖骨下將導線置入心臟，直接貼在或用螺旋狀結構將金屬導線固定在心臟肌肉上，傳送電流的脈動至心肌細胞，刺激心臟產生收縮。心臟節律器是由三個部分組成：脈動起搏器（Pulse Generator, 含控制主機與電池）與電流導線。

依使用時間長短分類

● 暫時性心臟節律器 (Temporary Pacemaker)：
　因為是暫時性的使用，除了導線外，主機與電池都在體外，通常是心臟手術後或心肌梗塞等緊急情況，造成心跳過慢，為了要提高心律時使用，暫時性節律器一般不可置放過久。

● 永久型心臟節律器 (Permanent Pacemaker)：
　主機、電池，與導線都要植入皮下，約有 3 公分的小傷口，癒合後便看不到機器，等數年後電池壽命快要耗盡時再動小手術更換電池。目前常用的心臟節律器有單腔 (single chamber)、雙腔 (dual chamber)，及心臟衰竭患者所使用的

心臟再同步治療 (Cardiac Re-synchronizing Therapy, CRT)。

依導線位置

● 心臟腔內心律調節器：

腔內心律調節器的導線由鎖骨下靜脈穿刺進入，電極導線經由上腔靜脈抵達右心房，再到右心室，電極在右心室內部，固定在心尖部位。這樣的手術簡而易行，大多數的心臟外科甚至內科醫師都可以完成機器置放。若植入比較複雜的雙腔型節律器，則要放兩條電極導線，一條在右心房，另一條在右心室。

● 心臟外壁心律調節器：

在特殊的狀況下，經由開胸手術或自劍突下切開，將電極縫在心室（房）外膜上，一般心臟內科醫師無法完成這樣的手術，需要由心臟外科醫師施行。

依電流主機的電流刺激方式

心臟節律器又可以分好多種；臨床上心臟節律器是三個英文字母的編碼系統：

● 第一個字母代表放電位置。

- 第二個字母代表感應位置。

- 第三個字母代表作用。

- VVI：代表心室（Ventricle）放電，心室（Ventricle）感應刺激，抑制（Inhibitory）刺激作用。

- AAI：代表心房（Atrium）放電，心房（Atrium）感應刺激，抑制（Inhibitory）刺激作用。

- DDD：代表心房及心室（Dual）放電，心房及心室（Dual）感應，抑制與引發（Inhibitory and Trigger）兼具（Dual）的作用。

- DDDR：除了 DDD 的功能外，還可依病患心律變化改變速率（Rate Responsive）。

裝置心臟節律器後注意事項

- 裝置心臟節律器後，會收到一張「心臟節律器識別證」，請務必隨身攜帶，因識別證上註明了心臟節律器相關資料，緊急時可提供其他醫師參考。

- 如需要乘坐飛機前，請出示識別證，因心臟節律器會造成金屬偵測器的反應。

- 手術那一側的手，一周內勿過度伸展，避免高舉，避免傷口

內出血；術後一個月內勿拿重物（5公斤以上），並要避免
劇烈的運動，以免電線走位。

- 出院後依據醫師的指示，可以正常的生活及活動，如旅行、
開車等，但仍須避免接受電療與電燒手術；若有需要做核磁
共振檢查，一定要先詢問原來手術的醫師，看裝置的是否為
核磁共振相容的產品，若不是，千萬不能接受核磁共振檢
查，因為核磁共振檢查會用到更大的磁場，如果心臟節律器
裡面有鐵的成分，將會受到磁場的影響。
- 多數電器用品均可正常使用，但強力電磁波請盡量避免，如
微波爐與無線電發射台等。
- 出院前請詢問醫師心臟節律器設定的次數，並於每日自行測
量脈搏，若比設定的次數少很多，就可能是電池快要耗盡，
也可能是導線移位或折斷。
- 請定期返診。

有下列症狀時，請務必與醫護人員聯絡

● 長期疲倦無力。

● 呼吸困難、暈眩或昏倒。

● 四肢水腫。

● 胸痛、心悸、脈搏或心跳低於心臟節律器設定值。

● 長期打嗝。

● 心臟節律器植入處紅腫、化膿或發燒。

周邊血管阻塞疾病

　　動脈硬化是一種全身性的疾病，雖然常見於心臟冠狀動脈，但實際上，身體其他部位的動脈血管也不太可能免於同樣的命運。動脈硬化可以造成動脈硬化狹窄，進而造成嚴重阻塞，導致血流供應不足也就是缺血的問題，全身各個器官或組織都需要血液的不斷供應，當它供應的動脈發生堵塞時，問題就很嚴重了。

　　有動脈硬化體質的人，到了老年常常會因為堵塞而造成下肢動脈循環不良，另外動脈硬化體質也容易造成腹部主動脈瘤，而瘤內部產生的血栓或斑塊也可能掉落下來，隨著血液循環漂流到下肢動脈並將它堵塞，這樣的情形叫做「栓塞」，一般而言，下肢血管急性阻塞，若沒有盡快進行治療，嚴重者有截肢甚至危及生命的可能。

下肢動脈阻塞的臨床表現

　　下肢活動力如果變差，如原來可以行走兩公里的，近來

覺得慢慢地越來越不能走遠，當走到一定距離的時候就會覺得小腿酸麻無力，必須要休息一下才能繼續走，千萬不要輕忽這樣的變化，應該盡快就診進行檢查，以免延誤了治療的時機。

症狀

慢性下肢動脈阻塞的患者初期可能沒有症狀；或是患者在行走到一定距離後感到腿部無力，產生所謂的間歇性跛行的症狀；或是更嚴重一點，產生小腿肚緊繃、抽筋等，是較嚴重的間歇性跛行的症狀。

如果病況嚴重，則會進一步產生疼痛感，也就是沒有行走的時候也痛，那是因血流極不順暢造成患肢缺血，臨床上稱為「缺血性疼痛」，這時可能連休息也無法緩解；更嚴重的會有傷口潰瘍發炎，甚至是壞死的狀況。

當血管硬化或血栓造成下肢血管完全阻塞，產生急性缺血造成肌肉神經壞死，此時阻塞部位會出現疼痛、量測不到脈搏、肌肉蒼白、麻痺無法行走，以及患肢感覺異常等症

狀。若是栓塞性的急性周邊動脈阻塞，應在 6-12 小時內盡速治療以恢復血流的暢通，否則會引發嚴重併發症諸如不可逆的肢體壞死，甚至危及生命安全。

因此下肢活動若出現異常，甚至有發炎情形、皮膚顏色變黑、不明原因出現傷口或傷口久久無法癒合的狀況，都不可輕忽，應就診進行相關的檢查。另外，因糖尿病患者容易出現此種病症，在臨床上又稱為糖尿病足。

周邊動脈阻塞的危險因子

年齡大於 50 歲以上者，肥胖患有高血壓、高血脂、高血糖的三高一族，以及有抽菸習慣的民眾，都要特別注意。若有心血管疾病家族病史患者也要特別留意，平常要養成適度的運動及清淡均衡飲食的習慣，以遠離疾病的威脅。

周邊動脈疾病常常只是冰山的一角，須注意全身性的血管是否都有粥狀硬化狹窄的問題。有研究顯示，罹患周邊動脈血管疾病者 10 年內發生心肌梗塞的機率為常人的 4 倍，發生腦

中風的機率為 2-3 倍，其死亡率更是常人的 6 倍。另一項研究則顯示：患有重度周邊動脈疾病的病患其五年內死亡率更高達 32%。

三高族群的周邊動脈阻塞相關檢查

患有重度周邊動脈疾病的三高一族，可安排做相關的檢查，方法有：

足踝及手臂收縮壓 (ABI)

測量上手臂與足踝的血壓進行比較，一般而言，正常的下肢血壓會較上肢高，但若足踝的血壓除以上手臂的血壓所得到的數值大於 1.3，下肢動脈可能太硬；一般正常的數值應該介於 0.9-1.3 之間，數值低於 0.9 表示下肢動脈有狹窄的可能性；量測的數值如果異常，建議就醫做進一步的檢查以確定是否有周邊動脈的病變問題。

脈衝血量記錄儀 (PVR)

於手臂及腿部綁上壓脈帶，可以計算周邊動脈的血流速

率，動脈的硬度及側支動脈的血液供應。

超音波（Duplex Ultrasound）

透過超音波檢查，以了解血管內的血液流速與斑塊阻塞的情形，若有其他原因對血管造成壓迫，影響血流，也可藉此進行判定。

核磁共振檢查 (MRI)

這項檢查影像涵蓋的範圍大，且由於核磁共振儀器對富含水分的軟組織敏感度高，可提供極佳的影像解析；而若在檢查同時注射顯影劑則可以更清晰地看到血管的 3D 影像。

電腦斷層檢查 (CT)

電腦斷層檢查影像的範圍可由腦部血管檢查到足部的血管，而且由於機器及軟體的進步，所能得到的影像也越來越好，有助於醫師的判讀；相對於核磁共振檢查的好處是，可以判斷出動脈的鈣化與否、嚴重性以及影像範圍更大；但壞處是有輻射線，兩者皆要使用顯影劑，若有腎功能不佳者，應用上皆須謹慎小心。

血管攝影（**Angiography**）

　　上述檢查結果若確定有問題，則可進一步安排血管攝影，此為侵入性檢查，可清楚了解血管的狀態，病灶的位置，並同時可以進行血管腔內治療，包括氣球擴張、雷射或旋轉刮刀清除硬化斑塊以及裝設支架或覆膜支架等治療方式。近年來還可利用塗藥支架或球囊，讓藥物附著於血管壁上，以減少血管內皮增生肥厚再度產生狹窄，來改善血管血流狀況；有研究顯示使用塗藥球囊可將 6 個月內再狹窄的機率由 47% 減少至 19%。

周邊動脈血管治療方法

藥物

　　慢性患者可以服用抗血小板製劑如阿斯匹靈（aspirin）、保栓通（plavix）、利血達（licodin）或者抗凝血劑，如可邁丁 (coumadin, orfarin)，但服用此藥物的患者，須定期回診抽血檢測國際標準化比值 INR (International Normalized Ratio) 指數，以評估凝血功能是否在安全的治療範圍，作為藥物調整的參

考。另外有同時血小板抑制與血管擴張作用的藥物如普達（pletaal）。還有一種注射的周邊血管擴張劑叫前列腺素 E1（PGE1, 保脈暢 , promostan），對慢性血管堵塞的治療效果也有助益。上述藥物對改善周邊血管血流問題有一定的作用；至於栓塞的急性期可用針劑治療以溶解血栓，例如尿激酶（urokinase）。若病人近期內（一般是一個月）有進行過大手術，或有胃出血、出血性腦中風等問題，則不適合施用上述藥物尤其是尿激酶，否則可能在那些地方產生出血的狀況。

手術治療

依患者病況程度施行不同的手術治療，包括血栓清除術、繞道手術、氣球擴張或支架置放手術，以保全患肢。

運動復健

運動復健雖然無法改善血管阻塞的狀況，但長時間持之以恆的訓練確實可以增加側支循環、改善跛行、減低步行中發生疼痛，並可以增加局部組織血流的灌注。所謂側支循環就是不同動脈之間的連接，在沒有發生問題以前，這些連接都是細微的血管，但是當其中一條主要動脈堵塞時，它本來

供應的組織就缺血，幸運的話鄰近的一條動脈可以經由這些連接的小血管將血液供應給這條堵塞的動脈，這就是所謂的側支循環。

復健的方法是：進行的長度以 3-5 分鐘，快要但還沒有引發跛行症狀為準則，稍做休息後讓不舒服的症狀逐漸緩解，再以運動、休息反覆的模式，交替進行 35 分鐘。之後依個人狀況逐漸增長時間，每次增加 5 分鐘，最多到 50 分鐘。整個運動訓練至少進行 12 周，每周 3-5 次，可依病人個別化情形進行調整，但唯有長時間持續進行訓練，並加以記錄，才能逐漸改善步行中不適的症狀。

伯格氏症（Buerger's Disease）

周邊動脈阻塞疾病的一種，患者大部分是年輕抽菸族群，因此，致病原因與尼古丁有絕對的關係，如果不立即戒菸，即使進行血管重建，血管狹窄阻塞的狀況仍然會日益惡化。

這些病人往往沒有高血壓、高血脂甚至高血糖等動脈硬化危險因子，主要是肌肉層內的動脈阻塞，尤其是脛骨動脈，臨床上表現為疼痛、壞疽或潰瘍等症狀反覆發作，由血管攝影可清楚發現四肢遠端血管完全阻塞，因此患者往往都是手或腳最末一個指節呈現壞死的狀況，而遠離菸害則是唯一的治療方法。

下肢靜脈常見疾病

　　心臟與血管，兩者互為一體息息相關，掌控全身的血液循環，而人體的血液循環分為兩大系統，動脈血管是負責將血液從心臟輸送到周邊的管路，反之靜脈血管則是把血液從周邊送回心臟的管路，臨床上靜脈疾病大多發生於下肢，常見的有靜脈曲張及深部靜脈栓塞。

靜脈曲張

　　靜脈血管結構分為深層與表淺層：深層血管是沿著腿骨邊緣在較裡層的路徑，淺層血管則靠近皮膚表面，其中一條是由鼠蹊部沿著大腿內側一直到腳踝前緣，稱為大隱靜脈。另一條也是由深層靜脈分支出來，從膝蓋後面向外延伸一直到腳踝外側，此為小隱靜脈。而淺層與深層間另有穿通支，負責兩端的血液輸送。這幾條血管即構成人體下肢靜脈系統，負責將周邊血液送回心臟。

　　至於血液是如何回流至心臟？

當人體活動牽引肌肉收縮時，會將血液從下肢擠壓送回到心臟，並利用靜脈血管內小門（瓣膜），具有單向閘門的功能，讓血流不會逆行，因此，當血液往上送時，瓣膜就會關閉，讓血液維持全身正常的循環。但若是表淺的靜脈或是血管瓣膜功能損壞，造成血液逆流，抑或是久站、甚至長時間靜止不動的時候，血液就會屯積在下肢血管，血管內的壓力漸漸變大，這些表淺靜脈就會越來越粗、腫脹，進而形成靜脈曲張。

靜脈曲張好發於女性，男女比例1比4；年齡層分布於20歲至75歲，以中年女性居多，尤其妊娠中的婦女，因懷孕腹腔內壓力增大，下肢血液回流變差，容易加重靜脈曲張的病情。

靜脈曲張的分類

根據CEAP分類，共分六級：

第一級

有蜘蛛斑或網狀靜脈，極為常見，幾乎所有生產過或中年以上的女性朋友都有。

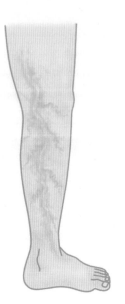

第二級

小腿靜脈會更明顯，像小蚯蚓一樣。

第三級

血液不回流，下肢開始出現水腫現象。

第四級

開始產生色素沉積、硬皮症及皮膚炎等症狀。

第五級

因為血液一直沉積在下肢，導致血液循環差，加上若有傷口，皮膚潮濕導致癒合後的靜脈潰瘍。

第六級

容易傷口潰爛的活動性靜脈潰瘍。

靜脈曲張的治療

早期的靜脈曲張不易察覺，隨著時間積累，微血管擴張、開始出現網狀蜘蛛斑，繼而小腿開始腫脹、疼痛，甚至有抽筋等症狀。

治療時機

靜脈曲張除了美觀的問題外，也有其病理嚴重性，若忽略了它的重要性，等到狀況惡化，形成血栓、發炎、皮膚潰爛及傷口不易癒合等情形，治療上就變得更為複雜棘手。因此，當有任何不適併發症狀出現，都該謹慎就醫，請教醫師治療的建議。

治療方式

不同程度的靜脈曲張有不一樣的治療方式，蜘蛛網形或是較輕微、局部的靜脈曲張，主要是美觀上問題的治療，一般可以先穿彈性襪保養，藉由外在的壓迫，延緩症狀進展，同時也可以改善下肢脹、抽筋及水腫的症狀。

除此之外，嚴重的蜘蛛網形靜脈曲張則可以經由下述方

式進行治療：

● 體表雷射

利用雷射高溫將擴張血管閉合，所以治療後皮膚表面漸漸會出現血管結痂，因為以高溫進行治療，切記要冰敷，一段時間後結痂會慢慢脫落。

● 注射硬化劑

又稱為起泡型界面活性劑，醫師將界面活性劑起泡打入血管源頭內，泡沫會積在血管裡，讓病灶的血管產生收縮閉合的作用。治療後則建議病患穿彈性襪，以幫助血管收縮，讓預後效果更好。

嚴重的血管擴張，須採用侵入性手術治療

嚴重的血管擴張，導致大範圍血管彎曲、突起，屬於主幹型靜脈曲張，則須採用侵入性手術治療，治療方式包括：

● 傳統手術

即高位結紮及大隱靜脈抽除術；嚴重靜脈曲張，若是發生在小分支血管，可以經由小切口（0.1cm）將其抽除。而大小隱靜脈的主幹靜脈曲張，則採取傳統的靜脈抽除手術；在大腿腹股溝處切入一個小傷口，將血管源頭截斷，然後再將末

端腳踝處血管截斷，直接把整段大隱靜脈的主幹完全移除，手術效果好，但是若血管彎曲嚴重，則無法一次完全將病灶血管抽出，且有 2-3 處傷口，可能會造成瘀血或局部血腫，恢復時間較長。

● 微創手術

因傷口小，手術後體表只有針孔，完全不需縫合拆線，除了較美觀，疼痛度也大幅降低，恢復時間較短，是目前常施行的術式。

● 雷射手術

蜘蛛網狀靜脈雷射手術是表皮的雷射，而主幹靜脈雷射，是以針頭注射，將雷射光纖由腳踝或膝蓋處插入血管內直到病灶處，以燒灼方式讓血管收縮，為讓血管維持收縮，建議術後須穿彈性襪。若靜脈曲張嚴重，導致小腿血液循環不好而變黑，傷口不易癒合而產生所謂的癒合性靜脈潰瘍，也可透過雷射治療促進血液循環，讓血液不再積在小腿上。

● 射頻燒灼

同樣也是從腳踝或膝蓋處，以注射方式將管子放置於病灶血管源頭燒灼，血管就會慢慢一段一段的封閉。

靜脈曲張手術的術後照護

　　不論是進行傳統或是微創手術，都可以快速出院，回家後的照顧最主要是要讓血液回流，所以可以纏彈性繃帶或是穿彈性襪。傷口較嚴重、年長者或沒習慣穿彈性襪患者，可選擇用彈性繃帶，反之若是傷口不大，或是較年輕患者，則可選擇穿彈性襪。

術後照護：

● 醫療彈性襪（23~32 mmHg）或彈性繃帶纏至大腿上半，維持 1-2 整天。

● 每天腿部抬高 5-20 分鐘，幫助血液回流。

● 下床走路 15-20 分鐘要休息。

● 白天穿著彈性襪，持續一個月。

● 術後 3 天內避免過度運動、日曬、泡澡及長途飛行。

● 腳踝、膝膕窩處避免傷口摩擦。

平時仍須注意：

● 減少久站。

● 不要一直維持同樣姿勢。

● 睡前抬腿 20 分鐘。

● 穿彈性襪。

彈性襪穿著注意事項

與穿一般絲襪方式不同，須注意：

● 穿著彈性襪前應先平躺，最好將小腿用一個枕頭墊高約 10 分鐘後，穿上彈性襪再行活動。

● 穿著時最大的困難是很費力，要將彈性襪先翻摺過來到腳踝的部分，將腳部套入後再將小腿部分翻回來穿上，剛開始要花點時間練習，當然也有一些輔助的裝置讓穿著的時候比較容易。另外，穿上之後的襪子要平均分佈，不要在某些部位有不平整的現象，這樣會造成那個部位特別緊縮，反而影響下面的循環，這樣的情形最容易發生在腳踝與接近膝蓋的部位，患者便常常因為穿著困難或穿得不正確所造成的不適而放棄使用彈性襪。

● 晚上比較不再走動時，再脫彈性襪。

● 彈性襪壓力為 140~200 Den 即可協助症狀的改善。

● 彈性襪要手洗、平放晾乾，若彈性已消失則要更新。

深部靜脈栓塞

深部靜脈栓塞是指深部靜脈的血液回流不良，產生患肢腫脹等症狀，主要成因為：血流遲滯、凝血功能異常及血管內皮受傷。一般又稱為「機艙症候群」，常常因為維持同一姿勢過久，血液循環受阻所造成。

症狀

深部靜脈栓塞主要常發生在單側，臨床上常見發生在下肢，但也有部分病人會發生在上肢。有些深部靜脈栓塞在開始形成時並沒有症狀，只是感覺單側肢體較為腫脹、疼痛，嚴重時會造成血流迴堵，血液循環受阻，致使患肢缺血壞死。若再不及時處理，甚至會導致截肢，深部靜脈栓塞也可能因血塊隨著血液循環，造成致命性的併發症，如肺栓塞。

容易產生深部靜脈栓塞的原因

最常見的，像是搭乘國際線飛機，十幾個小時都沒有下來走動，血液不能流通，造成血流遲滯；或者某些手術的患者幾天沒法下床，像骨折的病患、視網膜雷射的病患或部分腦部手術後臥床患者，都很常見。另如肥胖、使用口服避孕藥、惡性腫瘤、血液疾病、外傷等等，也是造成深部靜脈栓塞的原因。

治療與護理

由於初期的症狀並不明顯，若長時間沒活動，突然單側腫脹不適，疑似深部靜脈栓塞，要盡速到心血管相關的專科就診。很輕微情況，可在門診服藥治療，但大多數急性的深層靜脈血栓都需要住院觀察。

治療的原則是將患肢抬高，視病人情況使用抗凝血劑；抗凝血劑的種類也有很多選擇，有口服抗凝血劑、皮下注射及靜脈注射型抗凝血劑等。針對急性期阻塞較嚴重病患，也可以靜脈血栓溶解劑，效果更快更直接。

一般經過藥物治療之後症狀都可得到改善。若使用抗凝血劑或血栓溶解劑仍無法改善，就可能需要開刀盡速將血塊取出，以避免發生肺栓塞，造成猝死，醫師會依病況嚴重度

和發生部位決定治療方式。

出院後除了需注意預防深部靜脈栓塞復發外，仍需要回診、追蹤治療，甚至也需要長期服用藥物以預防再發。

深層靜脈血栓合併靜脈曲張

當患者因深層靜脈回流受阻，導致淺層血管負荷增加時，就會合併腳腫及靜脈曲張。所以因靜脈曲張問題前來就診患者，若要進行手術治療前，醫師會做進一步的檢查評估，確認是否合併有深層靜脈血栓的狀況，因為若有深層靜脈血栓卻沒診斷出來，但又將淺層靜脈抽除，這時患肢就會因沒有循環管路可將血液送回心臟，造成整條腿壞死的危險。因此，當有深層靜脈血栓合併靜脈曲張，首先必須治療靜脈血栓而非靜脈曲張。

靜脈疾病患者平時宜穿長筒彈性襪，多活動，任何姿勢勿持續過久，攝取適當的水分以稀釋血液，這樣就可以減少靜脈疾病再發生。

頸動脈狹窄

　　中風是造成國人死亡及失能的主要原因，台灣十大死亡原因中，腦血管疾病多年來一直佔居第三位，而據統計數字顯示：民國 101 年壯年人口死亡人數共 9,898 人，其中因腦血管疾病而死亡的人數為 357 人，同時也是壯年人口的第六大死亡原因。

　　台灣每年則約有 13,000 人因腦血管疾病而喪失寶貴生命，腦血管疾病亦即是腦中風，而急性腦中風的死亡率為 20%，也就是因突發性的嚴重腦血管出血或腦梗塞致命；出血性腦中風佔中風型態的 20%，缺血性腦中風則佔中風型態 80%，因此，顱內或頸動脈血管病變造成阻塞，是引發腦中風的主要原因。

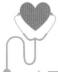

中風的危險性與頸動脈狹窄的嚴重程度成正比，一項歐洲

頸動脈手術的研究指出：針對沒有出現不適症狀患者的調查，頸動脈阻塞小於 80%，其 3 年內中風的機率為 2.1%；阻塞情況若為 80-89% 者，其 3 年內中風機率為 9.8%，而 90-99% 的患者，3 年內中風的比率則是 14.4%。

但大部分罹患頸動脈狹窄的病人早期並不會出現不適的症狀，到嚴重程度時，可能會出現短暫性腦部缺氧（transient ischemic attack, TIA），導致暫時性的四肢無力，短時間很快就恢復正常，或者短暫單側視力喪失或突發失語症，但有些人卻可能在完全沒有任何徵兆下發生中風，甚至因而喪命。

頸動脈狹窄的危險因子

患有高血壓、高血脂、高血糖三高問題，或有抽菸習慣者、心血管疾病，尤其多條心臟血管阻塞的患者，容易合併有頸動脈阻塞問題。有心臟血管疾病家族病史者，而男性大於45歲及大於55歲的停經婦女，都是頸動脈狹窄的高危險群。

臨床上的系列檢查、篩檢

若為頸動脈狹窄高危險群者，應定期檢查以遠離腦中風

發生的可能性，臨床上可透過一系列檢查進行篩檢：

聽診

當頸動脈內形成斑塊導致相當程度的狹窄時，血液會因輸送不順暢而產生雜音，醫師經由聽診，若有異常的狀況，則可進一步安排各項的檢查。

超音波

藉由超音波反射原理，可方便又快速了解血管管腔的狀況，管壁如果有狹窄的情形，可依血流產生的流速變化，判斷狹窄程度，或者依內膜是否增厚，來判定頸動脈狹窄的情形。

核磁共振檢查

是影像解析度相當好的檢查，可清楚看到各面向甚至不同角度影像，利於了解血管完整的結構，且因影像擷取的範圍比較大，腦部顱內的血管甚至椎動脈也會一併呈現，同時對照超音波檢查結果，將可更準確知道頸動脈狹窄程度。

電腦斷層

為解析度極高的檢查，但顱內血管因受到腦部骨骼等因素影響，較不若核磁共振可清楚呈現，且因需要施打顯影劑，對腎功能不佳的病人，可能會造成傷害。

血管攝影

為侵入性的檢查，自患者鼠蹊部股動脈或手部橈動脈穿刺，藉由導管導入，可以精確得知頸部血管腔內斑塊沉積及狹窄的狀況。如果嚴重阻塞，有必要也可以同時進行氣球擴張，將狹窄的部位撐開，或做頸動脈支架置放，讓血流恢復正常。

治療方式

藥物

頸動脈狹窄最常見的根源是由動脈粥狀硬化所引起，病人檢查後若頸動脈阻塞情況在 80% 以下，沒有不適及暫時性缺氧 (TIA) 的症狀，也未曾小中風，則建議可以先以藥物治療。

為了延緩並減少動脈硬化的發生，醫師會給予抗血小板藥物，如阿斯匹靈就是常用的品項。若患者會對此藥物過敏，

或無法忍受阿斯匹靈引起的腸胃不適，也可考慮保栓通（Plavix）。

然而藥物並無法溶化粥狀硬塊，僅能減少血管產生血栓、維持穩定狀況或降低發生急性阻塞、中風的機會。由於動脈硬化是一種緩慢而漸進的過程，因此必須好好控制可能的危險因子，包括戒菸、均衡的飲食、規律的運動、控制體重，如果同時合併有高血壓、糖尿病、高血脂症，也應一併服藥，有效控制這些因素來減緩動脈硬化的過程。

外科頸動脈內膜剝除術

若管壁阻塞嚴重，超過 60% 且有暫時性腦缺氧症狀等不適症狀，可考慮由外科進行頸動脈內膜剝除術。手術方式自下頜角到鎖骨之間，依病灶位置直接將頸動脈切開，再將阻塞的粥狀硬塊剝除，可有效預防中風。手術成功率高且安全，但外科手術因較具侵犯性，且必須進行全身麻醉，仍有造成傷口感染的風險及顱神經麻痺的可能。

頸動脈支架置放術

早期嚴重頸動脈阻塞患者，多施行外科頸動脈內膜剝除

手術，自1994年第一例頸動脈支架置放術發展至今，技術已相當成熟。近年來支架置放同時，會施予大腦保護系統裝置，在阻塞病灶的附近進行防護措施，可避免管腔內掉落的斑塊、雜質順著血液流向腦內血管而造成中風，當支架置放完成後便隨導管取出，能有效降低併發症發生。

相對外科手術，置放支架由於恢復快、風險較低、成功率高，因此年紀大、心肺功能不好、再狹窄機率低的患者，或外科內膜剝除術風險極高者，建議可行支架置放術。反之，若再阻塞的機率高，應考慮進行內膜剝除手術，而不適合進行頸動脈支架置放。此外，主動脈弓及頸動脈過度彎曲、有出血性疾病或曾發生出血性中風的患者，因為不適合服用抗凝血劑者及三周內曾發生中風情形的患者，也不適合進行頸動脈支架的置放。

不論是以外科手術治療或置放頸動脈支架，治療後仍應按時服藥，並控制膽固醇及血脂，以預防斑塊的繼續形成與堆積，避免再次形成頸動脈狹窄。有血糖及高血壓問題的民眾，也容易使血管狹窄的情況惡化，須多加注意。定期檢查，有症狀時，盡速就醫，才是最佳的保健之道。

血液透析通路

　　當腎臟喪失正常功能，無法有效代謝身體的毒物、製造尿液，甚至無法維持人體所需酸鹼、電解質等各項元素平衡時，應盡速就診，由醫師評估是否要考慮進行血液透析、就是所謂的「洗腎」，否則病況持續惡化，輕者會有噁心、厭食、食慾不佳；嚴重者可能會造成肺積水、氣喘、昏迷，甚至危及性命。

　　血液透析是將血液抽出體外，藉由透析儀器以人工方式排除人體代謝的毒物及水分。血液透析雖然無法根治腎臟損壞的問題，但可改善病人的症狀，控制病情。病人大多需規律、頻繁地經由血液透析過濾掉身體的毒素及多餘的水分，治療時每次要穿刺兩針，一針是為將血液抽離身體，送到透析儀器經由人工腎臟進行透析；另一針，則是用來將透析後乾淨的血液送回體內。因此，須由外科手術建立一個可以重覆穿刺扎針，以進行血液透析的管路，也就是所謂的「動靜脈瘻管」。

血液透析通路，是在進行血液透析時，必須具有足夠讓機器幫浦每分鐘抽出至少 200 毫升血液的血管通路體。

不同方式的血液透析通路

暫時性的血液透析通路

常見有置放於股靜脈，或內頸靜脈的雙腔導管。腎衰竭患者在未接受動靜脈瘻管手術前，因緊急透析需要，必須在頸部或鼠蹊部靜脈，置放一條暫時性導管作為緊急血液透析之用，通常不建議放置超過兩個禮拜。

中長期的血液透析通路

常見為雙迴路導管，通常置放於內頸靜脈，乃是一種具有矽膠材質的導管，柔軟性佳，又有含銀的環扣，可固定在皮下，以防止細菌異物侵入。對於血管條件甚差的人也可作為長期使用的導管。

永久性的血液透析通路

包括自體動靜脈瘻管，或是人工動靜脈瘻管。是將一條

動脈血管，與一條靜脈血管以外科手術方式接合，形成動靜脈瘻管，使動脈血流不斷衝向靜脈以達每分鐘至少600ml的流速，以因應透析需要。

當自體的靜脈因長期打針、穿刺產生狹窄、血栓，或功能不佳時，會考慮以人工血管連接動脈與靜脈作為日後穿刺之用，人工血管動靜脈瘻管，又分為直條形與環狀兩種。

眾多的血液透析病患，都須依賴心臟血管外科醫師，在非慣用的手臂上，創造出這種瘻管來進行血液透析。動靜脈瘻管在吻合手術後，約經3-8周（自體的血管約需6-8周，人工血管則需約3-4周）成熟且消腫後，才可開始扎針使用。

瘻管的術後照護

根據統計資料顯示，使用人工血管的瘻管，第一年狹窄、阻塞的機會達40%，因此適切的照護可以減少阻塞及感染等併發症，延長血液透析瘻管使用的時限。

手術後自我照護

● 手術後每日觀察傷口有無出血、發炎感染徵象，傷口包紮不可過緊，以防壓迫影響血流，可以用枕頭將手術部位抬高減輕腫脹。

● 手術後沒出血或傷口沒腫脹疼痛問題時，可開始進行握球運動，以增加血液循環，使血管加速膨脹。

● 每日檢查瘻管有無靜脈震顫音的咻咻聲，若無則表示阻塞，需盡早就醫治療。

日常生活中動靜脈瘻管的照顧

● 有動靜脈瘻管的手臂，禁止做一切如打針、量血壓、抽血等治療。

● 有動靜脈瘻管之手，不能當枕頭及禁止配戴飾物，以免壓迫動靜脈瘻管造成阻塞。

● 每日觀察動靜脈瘻管是否有出現紅、腫、熱、痛等感染徵象。

● 每天觸摸注意動靜脈瘻管，是否有震顫感或用耳朵聽是否有呼呼聲，若無表示可能阻塞了，應盡快就醫。

● 平日可以用護腕保護動靜脈瘻管，避免割傷瘻管引起大出血。

- 控制好血壓，避免血壓過低影響血流。
- 施行正確的血管運動，包括熱敷、按摩及握球運動。非洗腎日每天做 3-4 次，先熱敷 5-10 分鐘，再做握球運動。洗腎日可於洗腎前做握球運動以利穿刺，洗腎完 24 小時內不可做熱敷及握球運動，以免滲血。
- 避免抽菸，因為尼古丁可能造成血管日漸狹窄或阻塞，而影響動靜脈瘻管之功能。

洗腎當日瘻管的照顧重點

- 透析前，先以肥皂清潔瘻管側之手，保持乾淨。
- 瘻管穿刺時，應有規律性地變換穿刺位置，避免同一位置重複穿刺，易形成血管瘤；兩針位置至少距離大於 5 公分，以減少再循環現象，不利毒素的清除。
- 透析後若有血腫形成，24 小時內要冰敷來止血、止痛；24 小時後，可開始熱敷（但注意溫度不要過高），以促進血液循環及消腫。
- 收針後瘻管需壓迫 10-15 分鐘，確定止血後，請護理師更換 OK 繃或乾淨紗布，並以止血帶束縛才可離去。
- 透析結束後，傷口不可以弄濕，不可提重物，以免再次出

血，24 小時後才可將紗布取下。

● 穿較多衣物時，止血後不要立即將袖子放下，以免再度出血，無法察覺及找到出血點立即止血。

病患自我照護原則

握球原則

● 用力捏橡皮球，持續至少 10 秒後手放鬆，再捏球、再放鬆，動作交替，使血管用力擴張。重複以上的「握球運動」動作持續 15-30 分鐘，每日握球運動越多越好。

● 若有血流不足或動脈化不佳時，可在手臂血管上綁止血帶，綁上止血帶後，仍需可以感受到血流和震顫，切勿完全阻斷血流。60-90 秒後再用力握球，以促血管動脈化，此方法尤其適用於年老、虛弱、手臂無力者。

熱敷原則

● 洗腎前一天可適度熱敷瘻管側肢體，以促進血液循環。

● 洗腎當日勿碰濕傷口，24 小時後再熱敷，以免入針口出血或發炎。若有滲血或血腫需加壓或冰敷，但須小心不要讓水

滲入針孔。

● 熱敷時使用熱毛巾，約 40°C-42°C，切記溫度不可過高。

● 熱敷面積，應限於瘻管處及血管延伸走向部位。

● 使用電熱毯，須謹慎控制溫度避免燙傷。

按摩原則

● 在血管上方皮膚塗抹凡士林，以手指加壓，從血管吻合處，採環狀按摩的方式朝心臟方向推揉血管。

● 使用壓迫推擠的動作、來回用力搓揉血管，避免血管受傷。

● 熱敷及按摩活動，每日實行 3-4 次，每次 15 分鐘。

常困擾洗腎患者的問題

瘻管發展不良

　　瘻管接口後的血管，一開始鼓脹狀況不明顯，只有接口後的靜脈，有微弱的血流或震顫感，這樣的狀況較常見於女性；或是接口後靜脈血流或震顫感不錯，但越往上靜脈越鼓脹不佳；若有上述的狀況，可以加強熱敷及勤做手部運動，對加強血流會有所幫助。若仍無法改善，則應考慮安排血管

攝影檢查，以確定治療的方向。

預防感染

當瘻管表面皮膚有微小傷口，平日又不保持清潔，皮膚表面的細菌，會在扎針時進入傷口，造成感染，輕者會使人工瘻管失去功能，重者會造成敗血症，嚴重時甚至會有生命危險。

平時應注意的事項包括：

● 保持良好個人衛生習慣，每次洗腎之前使用肥皂清洗手臂，並以乾淨的布擦拭，保持乾燥。

● 在瘻管周圍發現有紅腫發痛情形，可能是發炎、感染徵兆，勿任意塗抹藥物，應立即就醫。

● 洗腎後應保持扎針部位乾燥，加壓止血後，經 12-24 小時後再將覆蓋紗布拿掉。如果因打不上針或漏針造成出血腫脹，當天應冷敷防止出血，若無繼續出血，24小時後再改用熱敷。

感染的處理

針孔或手術縫合部位附近發紅，甚至出現膿包，嚴重的話病人會發冷、發燒，可能與消毒不完全，或傷口未保持乾

燥有關，通常施予抗生素可以治癒；若是人工瘻管感染，常需拿掉人工瘻管才能根治感染。

若是在瘻管開刀縫合處，出現難以癒合米粒般大小膿包，可能是殘餘縫線所引起，須移除縫線傷口才能癒合。

瘻管嚴重狹窄

若發現最近血液流速變慢無法達到每分鐘 200ml，或靜脈壓一直升高，表示瘻管嚴重狹窄。有時可以用手摸到狹窄處瘻管變硬甚至凹陷，甚至在洗腎會感覺較上端的血管疼痛，此時應及早做瘻管血管攝影，了解人工瘻管狹窄的情形，以評估是否須施行氣球擴張術，以免狀況持續惡化，而須再次施行外科手術。

洗腎瘻管氣球擴張術，是使用類似心臟冠狀動脈氣球擴張術的方式，將瘻管嚴重狹窄處用氣球將它撐開，讓它能恢復原來正常血管徑的大小，使血流通暢，有效恢復正常的透析，並可預防逐漸發生完全阻塞的情形。

瘻管血栓的前兆

若摸到瘻管震顫感減弱，聽到呼呼聲變小，或變咻咻聲，

只有微弱的搏動，表示瘻管通路可能快失去效能，應立即熱敷，並做手部握球運動，血壓低應設法升高，例如臥床抬高腿部、喝鹽水增加血壓，若瘻管出現疼痛且摸到硬塊，代表有血塊，可用手按摩硬塊加上熱敷，假使做了處理而無改善的跡象，應立即通知洗腎室並到院處理。

瘻管血栓

瘻管的血流感、震顫感，甚至連搏動感都消失、只有接口一點點跳動，或是沒有跳動。常見為已經狹窄的瘻管沒處理、加上透析後血壓太低，或是其他原因造成嚴重的脫水、血液太黏稠、止血帶綁太久未拿掉等等。

冬天似乎較常發生，可能與天氣冷、血管收縮、血流減緩有關。大部分需開刀或經導管方式介入以清除血塊，少部分可以注射血塊溶解劑（例如 Urokinase）以恢復暢通，開完刀後需同時做血管攝影擴張狹窄部位，才算是處理完全，也可以預防早期及反覆的栓塞。

假性血管瘤

為瘻管局部鼓起的現象，通常是因為洗腎時反覆穿刺同一

部位，造成局部瘻管破裂，若鼓脹越來越大，可以彈性繃帶加以約束，若太大則需開刀修補或關閉瘻管以免破裂大出血。

　　若假性血管瘤破裂（自發性或外傷），造成大出血應立即壓迫出血處，並使用彈性繃帶或止血帶（病患家中需常備），捆綁出血近端手臂並立即送醫，約捆綁 15 分鐘後，途中若發生手麻、發紫等缺氧症狀須鬆綁，至缺氧症狀消失約 15 秒後再綁緊，若到院時間過長，須反覆鬆綁動作。

盜血症候群

　　也就是末稍循環不良，血流供應不足，症狀為洗腎瘻管的手出現手掌末端冰冷、酸麻無力，有時候手指頭會發紫，症狀在洗腎中最明顯，與瘻管截取末梢動脈血流有關，特別好發於動脈較差的老年人或糖尿病人。洗腎中握熱敷袋，可能有幫忙，若症狀無法改善或出現指頭壞死，應盡快安排繞道手術或關掉瘻管，再另尋他處做新的瘻管。

末梢靜脈回流不良

　　被逆沖而來的瘻管血液所阻礙，造成靜脈血瘀積於手部。若症狀明顯，造成不適或出現皮膚潰瘍，須考慮以手術

解決血流逆沖的問題。

身體近端大靜脈阻塞

　　若大靜脈嚴重狹窄，造成整隻手臂腫脹，應做血管攝影，再以氣球撐開狹窄部位或裝置支架，若是血塊堵塞造成，可先服用抗凝血劑。若以上處置都無法解決不適，甚至持續惡化，則需考慮關閉瘻管，於他處再做新的管路，才能消腫。

第 **3** 章

心臓輔助儀器

人工心肺機

簡單的講，人工心肺機能在心臟停止時，暫時取代心臟與肺臟（因為心臟停止時，肺臟也必須停止）的功能，使心臟外科醫師能有足夠的時間，在不工作的心臟上做完善的修補；讓心臟以外的全身組織在這樣特殊的狀況下仍然可以安然度過這段心跳停止的時間。

機器主要的結構有兩部分：血液氧化器與循環用的泵（幫浦）。氧化器如同肺臟，進行氧氣及二氧化碳的氣體交換，除了讓血液裡面的紅血球能夠攜帶氧氣，還同時將二氧化碳排出體外。而泵是用來代替心臟，將氧化過的新鮮血液推向全身各部位，供應全身細胞的氧氣需要。

人工心肺機建置過程

心臟手術時，因為要讓心臟停止，所以要將靜脈血液引出體外，經過氣體交換以後再回流到動脈系統，所以要分別在動靜脈系統插入不同的管子：在注射入高劑量的抗凝血劑

（肝素 , heparin）後，依手術需求，將靜脈插管插入右心房（有時候需要單獨置入上、下腔靜脈各一根，也有可能是經由股靜脈或頸靜脈分別插入到上、下腔靜脈）。另外在動脈（直接在心臟的主動脈、腹股溝部位的股動脈、鎖骨下動脈，或甚至頸動脈），做動脈插管。然後將動脈、靜脈插管分別連接到人工心肺機的管路，形成體外循環的建置。

　　一旦心肺機開啟，體外血液循環便開始運轉，也就是說，上、下腔靜脈的血被引入人工心肺機，血液在氧化器行氣體交換後，變成含氧與去二氧化碳的血液，藉著泵輸送至全身，血液經過組織的利用後又變為靜脈血後，再回到上、下腔靜脈，如此周而復始達到體外循環的目的。當心臟手術完成，恢復心臟跳動，將體外循環停止，就可以將工作交還給人體的心臟與肺臟了。

　　體外循環中血液裡面的血球會受到幫浦的擠壓與人工材料（譬如循環的管路和氧化器等）長時間接觸造成破壞，在經過多年的不斷改良後，幫浦的結構與這些材料已有長足的進步。早期的氧化器，是讓血液與氧氣直接接觸，非常容易造成血液的破壞，自 1985 年普遍的開始逐漸採用薄膜型氧化器，不但增進氣體交換的效率，更減低了血球的破壞。

　　氧化器與循環管路，在連接上病人的動靜脈接管前，必須

先填充液體，一般成人的填充量約在 1000cc-1800cc。早期使用人工心肺機，都使用全血灌注，需大量使用到他人血液，為避免來自血液的感染，現在使用溶液填充人工心肺機管路時都盡量不使用血液，這樣會使血比容（血液中紅血球的比率）被稀釋至 20%- 30%，一方面可降低血球破壞，二方面由於心臟手術大多會降低體溫，身體的新陳代謝率降低，對血比容的要求相對減少。

為了保護心臟肌肉，會在心臟冠狀動脈循環，注入高鉀的低溫心臟保護液（St Thomas）；近年還有一種低鈉低鈣的細胞內低溫心臟保護液（HTK），可以在單次灌注的情況下，維持較長時間的心臟保護。體外循環時也會降低體溫介於攝氏 25-28 度，讓身體的新陳代謝變得緩慢。

雖然目前人工心肺機的泵和氧化器經過改良後對血液細胞的破壞已減低，但使用太久仍然會有可能發生合併症，因此 1964 年 Kolesar 醫師首先嘗試在不使用體外循環的狀態下，在跳動的心臟上施行內乳動脈與心臟冠狀動脈左前降支的繞道手術。跳動的心臟對繞道手術的血管縫合是有困難的，現在可以使用一種很簡單的穩定器壓在想要縫合血管的部位，在那個局部小範圍內限制心臟跳動的幅度，勉強還是可以完成血管縫合工作，這樣的手術就叫做不停跳心臟冠狀動脈繞道手術。

不用人工心肺機做冠狀動脈繞道手術的優點

● 減少炎症的反應 (Inflammatory response)。

● 減少激活凝血系統。

● 減少使用人工心肺機所引發之合併症如溶血等。

● 減少病患停留重症病房的天數。

● 減少肺的合併症。

　　雖然有這許多好處，不停跳冠狀動脈繞道手術仍然有很多的限制；由於沒有使用人工心肺機的關係，手術中必須維持心臟的正常跳動及足夠的血壓，而在進行某些部位的血管縫合術時，因搬動心臟過度，往往無法維持正常的血壓，甚至有可能發生心肌缺氧導致心臟停止的狀況，因此，常常礙於前述原因，減少繞道血管的數目，或以較差的品質來縫合血管，未能達成預期的效果。

以我的經驗，會建議每位心臟外科的醫師：

都要學會不停跳的冠狀動脈繞道技術，但卻要將此技術保

留給少數不適合接受體外循環的病人，例如年齡太大、體力太差、肺功能不好，或主動脈鈣化的病人等，對於其餘的患者，為了手術品質，還是建議用傳統的心臟停止進行冠狀動脈繞道的方式。

心臟循環輔助裝置

葉克膜（Extracorporeal Membrane Oxygenation, ECMO）是根據英文縮寫 ECMO 的音譯而來，為了辭能達意，較好的中文翻譯應該是「體外膜肺」；原理其實是心臟手術中使用的體外循環，只不過一般手術用的體外循環管路是以開胸置放的，若體外循環是要在加護病房使用，則必須使用鼠蹊部的股動脈與股靜脈插管。

葉克膜的建置目的，是供較長時間的使用

一般心臟手術所使用的體外循環僅數小時，但葉克膜卻長達數天到數周，最早開發這項技術的目的是用在早產兒，因為他們的肺還沒有完全成長，在 ECMO 的輔助下，度過了那幾天的困難時段，待肺功能恢復了就可以把它移除。現在它使用在成人的目的常常是為了等待心臟或肺臟功能恢復，或是為了等待心臟移植患者作為過渡期的輔助裝置。 由於它無法長期使用，在心肺功能持續不恢復或等不到心臟移植的時

候，患者就註定會因為 ECMO 的併發症而死亡。ECMO 於 2006 年因邵曉玲女士車禍意外而聲名大噪，她的情況是因為肺功能衰竭而使用 ECMO，在肺功能逐漸恢復後就成功地將它移除。許多民眾以為 ECMO 可以治療百病，甚至還有民眾至醫院指名要掛葉克膜葉醫師的門診，這則軼聞在當時形成趣談。

由於能長時間的使用，ECMO 對使用材料的要求就更高些，尤其是血氧化器及循環泵，必須盡量與血液相容，並且減少應力對血液的破壞。若不進行心臟手術，單獨使用葉克膜的動靜脈連接管，較常由鼠蹊部的股動脈與股靜脈插入。

葉克膜的主要適應症：
● 因為急性心臟功能不良，引起的心因性休克。
● 等待心臟移植的嚴重心臟衰竭。
● 急性肺衰竭，有可能恢復者；抑或等待肺移植患者；若是慢性肺疾病，又不可能做肺移植者，就不適合接受 ECMO。
● 其他任何可治癒的心肺衰竭。

疾病需動用到葉克膜的「急性」或「可治癒」，指的是在葉克膜的輔助下，病人一旦度過難關，心肺功能又可恢復痊癒的意思。

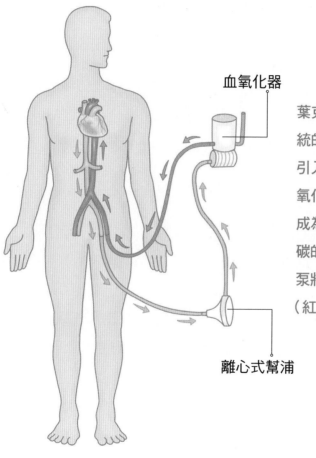

血氧化器

離心式幫浦

葉克膜開啟，靜脈系統的血液（藍色）被引入到人工肺，透過氧化器行氣體交換變成為含氧與去二氧化碳的新鮮血液，再由泵將它送到動脈系統（紅色）。

主動脈氣囊幫浦（IABP）

　　置放的技術是所有心臟輔助循環裡面最簡單的，可以短暫地協助心臟功能不良的患者延續生命，但是它有兩大缺點：

● 從鼠蹊部的股動脈置入，患者必須臥床，無法彎曲大腿，若是長期使用，至為痛苦。

● 僅提供左心室部分的協助，若心臟衰竭很嚴重，就無法達到完全輔助的目的。

　　這種方式是最初步的輔助心臟血液循環，每年美國約七萬次利用這個方法來協助病患。當病患因心臟衰竭，或在心臟手術後仍然無法維持足夠的血壓時，將氣囊幫浦導管，從股動脈插入而進入胸主動脈，與心電圖同步抽吸氣囊裡面的氦氣，心臟舒張時吹脹氣囊，心臟收縮時抽空氣囊；因為是與心臟的收縮舒張的動作相反，形成一種有趣的反向脈搏 (counter-pulsation)。

　　反向脈搏的目的是：

● 心臟收縮的時候，氣囊瞬間消失，也就是整個動脈系統裡面

突然多出來 40cc 的空間，節省了心臟收縮所需要的力道，讓心臟得以休息。

- 由於冠狀動脈的血液供應是在心臟的舒張期，因此在這個時候主動脈裡面突然出現一個 40cc 的氣囊，會強迫增加舒張期的壓力，增加冠狀動脈的血液供應。

心室輔助器

　　這裝置必須保留病人的心臟，適用於未全然喪失心臟功能的病患使用。切開胸骨，在病患的心房或心室置入導管，使血液回流至輔助器幫浦（泵），由幫浦將血液送至動脈以減少心臟之負擔。

　　根據心臟輔助器使用幫浦的種類，分為：

● 氣動式

　　使用伸縮式的氣囊，將血液擠壓出人工的腔室。重復地將血液往前推動。

● 軸流式

　　利用外在線圈的磁力，旋轉帶有葉片的軸承，讓軸承帶動血液，往前推動。

● 磁浮式

　　利用外在線圈的磁力，旋轉懸浮於血液中但無軸承的盤狀葉片中，利用盤狀葉片旋轉時產生之離心力，將血甩出，往前推動。

HeartMate II（心伴 II）

　　是目前常見的一種長期使用的心室輔助器，圖中所見的心伴 II 位於胸腔，它內部是一個使用軸流式葉片馬達，讓血液單方向流動，一邊是連接到左心室尖端的血液流入通道，另一邊

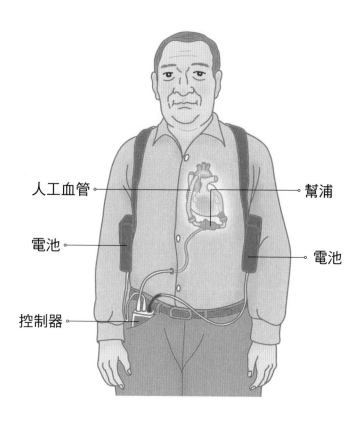

人工血管

電池

控制器

幫浦

電池

是連接到主動脈的流出管，僅憑一根電線與體外的控制器相接。病人在家中長時間休憩或夜間睡眠時，除可以選擇插電式電源供應器供給控制器的電力外，亦可更換為充電式電池，一對(兩個)電池可提供系統運轉約 10-12 小時。電池快沒電時系統會予以警示；此時病人再依序更換即可，因此患者可自由外出甚至出國。

Levitronic CentriMag VAD

適合用於心衰竭的病患，是一種短期使用的心室輔助器，為等待心臟移植的過渡裝置。因為它是屬於磁浮式，所以可以減少溶血與血栓的風險。植入時要打開胸腔，從左心室用管子將血液抽出，經過泵把血送出到主動脈。它與心伴的最大不同是，它的馬達體積比較大，無法植入體內，因此連接左心室與主動脈的兩條很粗的管子必須穿過皮膚與馬達相連接，病人不可能帶著儀器回家。

全人工心臟

　　用於幾乎喪失心臟功能，隨時面臨死亡威脅的病患，全人工心臟可令病患度過危險期，以等待心臟移植。美國於1969年首次由 Cooley 醫師將一枚 Liota-Cooley 人工心臟裝置於一位患者身上，使用了64個小時，算是獲得短期的成功。1982年，另一位在猶他州的心臟外科醫師 DeVries 將一枚由當時尚為學生的賈維克 Jarvik 製作的人工心臟植入人體，獲得舉世矚目。

　　1984年，由肯州狄芙瑞醫師將賈維克7號人工心臟植入人體，創造了442天的長期存活紀錄；法國巴黎 Cabrol 醫師將賈維克7號植入病人體內，更締造603天的紀錄。而截至目前，美國已有超過一百多位病人，利用這種方法延長生命以獲得換心機會，且成功率超過50%。

　　由我所帶領的振興醫院心臟移植小組，自1995年起與由鄭國材博士所主持的台南人工心臟研究中心合作，進行「鳳凰七號」全人工心臟牛隻的動物實驗，其中第38隻小牛創下

62 天最高存活紀錄，主要因為小牛體重成長太快，人工心臟無法負荷而死亡，解剖後發現，機器內部並沒有產生血栓，更沒有血塊阻塞的情況。

Phoenix-7 全人工心臟：鳳凰七號

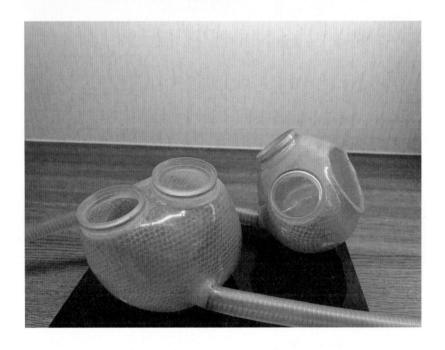

我和實驗的小牛

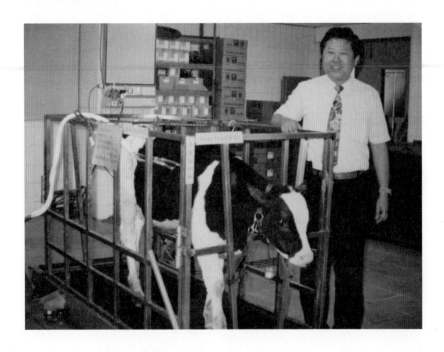

　　人工心臟的材質畢竟較人體心臟硬，施行置換、縫合過程是高度技術性問題，1996年我們為一位瀕臨死亡的心臟衰竭患者植入同樣的全人工心臟，在兩個星期過渡期後，成功完成心、腎聯合移植，患者是全世界第一位接受全人工心臟後，又接受心臟及腎臟聯合移植成功之病例，而第二例則在13年後才於美國完成。

AbioCor (CE & FDA Clinical trial) 是新一代的全人工心臟，其原理是電動式，省能源及全植入式為其優點，設計上將所有電池控制器放入體內，所以體外沒有任何線，採取無線充電方式，病人甚至可以從事潛水等水中運動。雖然如此，人工心臟目前尚不適宜永久使用，屬過渡期的工具。

第4章

心臟功能重建

心臟復健

　　根據研究顯示：接受過心導管或冠狀動脈繞道手術後的患者，若接受過心臟復健，非但復原的速度與程度，相較於沒接受心臟復健的病人好很多，血管再阻塞的機率，相對於未接受的患者也要低，死亡率甚至可降低 25%。

　　以目前國內罹患冠狀動脈疾病年齡層逐年下降的趨勢來看，心臟重建，的確是心臟病友們不可忽略的重要治療。因此，我們在專業心肺物理治療師的努力下，首度成立台灣第一個完整的心臟功能重建中心，特別針對心臟病患，提供全方位的「心臟功能重建」。

　　心臟功能重建，是經由專業醫療團隊的合作，在病患罹患心臟疾病後，針對個人疾病的狀況，設計一個專屬的運動、飲食、心理及日常生活相關之治療計畫，讓病患能以最快的速度

回復原本的日常活動，並且在有限的心臟功能內，達成最佳功能狀態，提高心臟病患的生活品質，增加自我肯定並重回社會。

心臟功能重建目的在於幫助這些病患，在心臟病發作後，回復到日常生活正常功能的過程，同時讓病患能更了解自己的病情，並進而預防疾病的再發生。

重建的對象

● 已經罹患心臟疾病的患者。

● 存在有高危險因子，必須預防未來轉變為心臟疾病的患者。包含心臟血管疾病、先天性心臟、瓣膜性疾病、心臟衰竭及心臟移植的患者；代謝性疾病的患者，如高血壓、糖尿病、肥胖、老年人等也包含在內。

功能重建的分期

完整的心臟功能重建計畫分為三期，依病人疾病風險不同，一、二期需持續三個月到半年不等。

重建第一期

是指從「疾病發作」到「治療結束、穩定出院」為止，也就是所謂的住院期。這個階段從數天到數周不等，除了盡力治療病患的疾病本身之外，更應避免病患在這一段期間因臥床休息而產生如肌肉萎縮、日常生活功能下降等併發症。

因此，在手術前，物理治療師會在病房內進行完整的肺部與活動狀況評估，並給予術前衛教包含：腹式與分節呼吸、深呼吸訓練器的使用、咳嗽技巧訓練以及正確省力的移位方式等，依據病患需求，也會提供適合的肢體運動進行練習。

手術後初期於加護病房中

依據病患恢復的情況，醫護人員會指導正確的呼吸方式

及姿勢，以利肺部擴張及排痰。之後逐漸增加各個主要關節活動，以維持肌力及柔軟度，同時逐漸開始練習站立及踏步等功能性的活動。

在普通病房及出院準備階段

物理治療師會與病患討論目標，根據出院日常生活的需求，提供適合且安全的運動處方，並建立病患自我監控的概念。包括了在監控下，完成走路或爬樓梯等功能性活動，藉由呼吸及伸展操，進一步減輕疼痛及增進活動姿勢。同時衛教如何注意心臟疾病症狀、生命徵象、手術傷口成骨癒合等注意事項，以及改善危險因子等觀念。

初次回診

在醫師評估狀況穩定下，病患會被安排做心肺功能測試，經由專業的儀器及判斷辨認出高危險的病患族群，同時以此檢測病患的最大活動能力，以及活動中各項心肺功能、運動表現等相關數值，進而可以在重建第二期中，替每個人量身訂做適合個人的運動訓練計畫。

重建第二期

　　重建的第二期，強調專業人員之間的共同合作，包含醫師、物理治療師、營養師、心理治療師、藥師、護理師、社工師等，提供全方位的照護。以振興醫院來說，每月舉辦的座談會，以團體講習的方式，由病患需求作為出發，涵蓋不同的專業和主題，例如：聯合營養師舉辦得舒飲食餐會、中醫師講食補、心理師談失眠、整形外科醫師介紹傷口照護等。在這階段，我們也提供營養諮詢與個人問題諮詢。這是病患恢復的黃金時期，也就是說，患者在這個階段的治療，通常可以得到最大的效果。

　　重建的第二期是「黃金恢復期」，病患從出院到出院後的三個月左右時間，重點在強化心臟功能、控制心臟梗塞的危險因子。

　　回家後可逐漸恢復簡單的家務事或文書性質的工作，但

需將活動分配在一天內慢慢完成，切勿急於一時趕工。在這三個月的期間，期望病患能夠更快更進一步恢復，因此，針對心肺耐力和肌耐力的提升，依據各個心臟疾病的特性，物理治療師會就生理儀器的監控結果，提供病人運動強度上的建議，計畫出一套適量的有氧運動：

● 運動前，針對病人當天的情形做仔細評估，包括體重，藥物服用，血壓或血糖控制等狀況。

● 運動中，治療師會嚴密監控病人的心電圖的變化、血壓、心跳反應，血氧是否正常，運動中的呼吸型態和任何骨骼肌肉系統的問題，以讓病患安全進行適合他們的運動訓練。

　　因應心臟手術後的病人，經常有心理壓力導致無法放鬆、失眠、手術傷口連帶造成胸肩頸的不適及痠痛，團體治療課程會運用「皮拉提斯」的概念，從地板運動出發，練習正確的呼吸，延展脊椎和身體核心肌肉群的控制。進階再輔以不同的輔助器具，例如抗力球、空心弧形椅、功能訓練器及平衡墊等，來給予更多的挑戰。預期在密集的訓練之下，病人可以達到運動習慣和健康生活型態的建立、心肺耐力和最大運動能力的進步，同時還能減輕焦慮的情形。

重建第三期

　　第三期一般稱為「社區期」，此時病患已回到社區，治療計畫應針對每個患者的社會環境不同，身心理需求的差異來量身訂做，並且針對不同的需求，將治療做進一步延伸。例如：

● 搬運工人，就須在考慮心臟功能的前提下，加強上肢的肌力。

● 膽固醇過高的患者，就必須在飲食、藥物、運動方面做進一步調整。

● 有減重需求的病人，會有更長的運動時間，建議營養諮詢和長期的維持體重計畫。

● 若是自行運動狀況良好，但因工作或交通等其他因素，也有長期追蹤的服務。

　　一般來說，三個月後可以逐漸恢復大部分的日常工作及生活，切記維持規律的運動習慣，定期至心臟科門診回診，持續追蹤運動生理反應，以維持心臟最佳狀態。

第 5 章

心臟手術後的照顧

住院期間注意事項

　　在心臟手術前後，病人的配合很重要，包括：對疾病的認知、按時服藥、定期返診、維持正常作息及心臟再度不適時需有高度警覺性等等。醫療團隊也應該盡其所能，提供病人與家屬最完善適切的醫療服務，但也要請病人及其家屬與醫療團隊盡量配合。

心導管檢查與支架置放

　　除了急診心導管檢查與支架置放，為了緊急搶救病人，必須在有限的時間內決定及執行外，選擇性的心導管檢查與支架置放都應該在蒐集完整的資料，仔細評估利弊得失後，與病人及家屬詳細討論並取得共識後施行。

　　住院後病人會被安排做一些與疾病相關的基本檢查，第二天於空腹至少四小時後接受心導管檢查及手術。若心導管檢查結果沒有什麼嚴重性而無須裝置支架，當天下午或第二天可以出院；但是若需要裝置支架，就可能要多觀察幾天，

在病情穩定後才可以出院。

心臟手術

　　心臟手術治療，大部分是由正前胸線向下切開，傷口的長度約莫十幾公分與胸骨等長。傷口的疼痛程度因人而異，有些人抱怨很痛，而有些人又覺得好像沒有開過刀。依我的經驗，傷口的長短不是疼痛程度的決定因素，胸骨切口向兩旁撐開的大小才是關鍵。有些醫師習慣把胸骨撐得很開，造成兩旁的肋骨骨折，那才是病患感到最疼痛的原因，胸骨切開本身不會造成嚴重的疼痛，因為手術結束的時候都會用不鏽鋼絲將胸骨固定好，所以手術後的患者很少抱怨正中傷口疼痛，而是肋骨與背後肩胛骨因為胸骨被撐得太開造成的疼痛。

照護注意事項

　　如果傷口疼痛的問題影響患者的睡眠甚至下床活動與復健意願，則會適時的施予止痛藥物，包含注射用的止痛劑或口服的鎮痛藥。

若患者還可以忍耐，就應減少止痛的用藥，因為這類藥物多少會影響腸胃的消化功能，導致食慾不佳與恢復。

給病人與家屬的建議

- 胸部傷口，可用抱枕來支撐，以減輕手術傷口牽扯造成的疼痛。
- 預防肺部擴張不全和痰液阻塞造成的肺炎，手術後避免長期臥床，應及早下床活動、深呼吸、咳痰，以促進呼吸道的通暢及幫助腸道的蠕動。
- 長期臥床會導致下肢血液滯流，造成血栓，盡早下床活動，可促進血液循環。
- 下床活動應以不累的活動為原則，在振興醫院，心臟復健治療師會為病人做個別的手術後復健指導。
- 手術後下床活動應採取漸進方式，先坐於床緣，等到無不適反應後再行下床，以避免姿勢改變太快，造成姿位性低血壓，導致眩暈而發生意外。回到普通病房後，家屬或看護

應在旁陪同，以避免發生危險。

● 手術後若食慾較差，進食則宜採用少量多餐的均衡飲食為原則，重點是要攝取充足的熱量，以促進體力的恢復和傷口的癒合。不建議僅僅服用補品或熱量成分很低的「營養食品」。

● 良好的睡眠有助於患者各項機能的恢復，夜間若有無法入睡的狀況，請告知醫護人員，適當地服用安眠藥。

● 務必保持傷口清潔與乾燥，若手術傷口有滲濕或髒污等情形，應告知護理人員，更換傷口敷料和觀察傷口癒合的情形。

● 住院期間反覆出現與術前相同的症狀，如：胸悶、胸痛或呼吸困難等，應告知醫護人員。

● 心臟手術後應隨時注意攝入（飲食）與輸出（排泄量）的平衡，手術後每日務必確實配合記錄攝入與輸出量，讓醫護人員了解您的狀況，作為治療的參考。

● 若為接受冠狀動脈手術之患者，下肢手術傷口應綁上彈性繃帶，以促進下肢血液回流。待傷口癒合，可以改為穿著彈性襪，一般僅僅著小腿部位即可。一般彈性襪穿著最好能為期3個月，如果症狀完全緩解後，則可不再需要彈性襪的協助，但是若患者對彈性襪的接受度很好，也可以考慮繼續使

用。如實在無法適應彈性襪的使用，建議常將下肢抬高，並避免久站或久坐不動。穿著彈性襪注意事項，請參閱第二章第 229 頁。

住院期與返家後的傷口照護

　　隨著胸前的傷口慢慢復原，「開心」患者的身體機能亦將逐漸恢復正常的步調。術後一周之內，手術傷口即使在正常情況下，也會呈現輕微的紅腫與少許滲血的現象，醫護人員於此時會為病人更換傷口敷料，一方面是為了清除血漬，同時也會觀察傷口的癒合情形。在術後大約 10-14 天，將會拆除傷口縫線（用吸收性的縫線縫合者不必拆線）。在一切恢復正常的情況下，經醫師允許即可返家休養。

傷口照護

已拆線的傷口

● 無須消毒擦藥，原則上也不用覆蓋紗布。

● 如果仍因有疤痕與衣服摩擦所造成的不適，可以使用薄薄的紗布短期覆蓋，待疤痕平整即可；或者比較講究的話，可以使用抗疤痕的黏性敷料。

未拆線的傷口

　　基本上，乾燥的未拆線傷口，只需要每隔兩天換藥一次。但是若傷口紗布有潮濕滲液的情形，則需要消毒並常更換新的紗布，以避免傷口感染。在家換藥的要領如下：

● 使用無菌棉棒，放入優碘藥水或 Chlorhexidine，以沾濕不會滴下的原則，由傷口中心向外塗抹消毒，消毒的範圍包括傷口與傷口以外約兩公分的皮膚。

● 若不想留下優碘藥水的痕跡，可用另一支無菌棉棒沾酒精溶液，如同使用優碘藥水的消毒方式消毒一次，等待傷口乾燥後，以無菌紗布覆蓋固定。

正中胸骨切開的傷口

● 如傷口已拆線，原則上不需消毒、擦藥，也不用覆蓋紗布；原則上是在拆線隔天後，就可以開始沖水洗澡。一開始最好用淋浴方式，沐浴後將傷口擦乾。

● 拆線兩週後，若傷口無異狀，即可泡澡。

● 開心手術若由正中胸骨切開，手術結束時會用不鏽鋼絲固定胸骨，因此可以放心活動，但是患者仍然會有緊繃和疼痛

的感覺，這是正常的現象，無須擔心。

- 固定胸骨的鋼絲將永遠留在身上，日後無特殊原因不需移除，真正胸骨的癒合可能要等上三個月，但是這期間無須做任何處置，一般也不會影響日常生活與活動。

- 傷口若有紅腫熱痛，尤其合併有膨脹突出的狀況要盡早就醫，不要等到滲液，也不要找他科的醫師將它切開引流，因為未必是傷口感染，可能僅僅是組織液未排出，一定要請原心臟外科的醫師處理，否則一旦切開引流，可能反而造成感染。

- 未來若胸前傷口的皮下有鋼絲突出，造成皮膚疼痛或紅腫時，則需回診處理。

下肢手術的傷口

- 如同胸前傷口，下肢手術傷口在拆線兩天後，也可以開始淋浴，沐浴後將傷口擦乾。

- 拆線兩周後，若傷口無異狀，即可泡澡。下肢取靜脈血管的傷口因下肢擷取靜脈血管，有些病友在術後初期（約三個月），可能會有小腿水腫等現象，建議在拆線前綁彈性繃帶；拆線與傷口癒合後，穿著小腿型彈性襪數月，直到水

腫情況改善為止。穿著彈性襪注意事項，詳見第二章「下肢靜脈常見疾病」。

心導管傷口

● 無論是由手腕或自鼠蹊部進行心導管檢查，或進而做氣球擴張及裝置血管支架等治療，因為都是穿刺動脈血管，所以剛做完手術時的前幾小時，仍然要用止血膠帶、或徒手、或用沙包壓住傷口，避免太大的活動，預防動脈的高壓所造成的出血。

● 因為傷口不大，只要沒有出血狀況，通常隔夜觀察沒有問題即可返家。

● 返家照護時須保持傷口乾燥，若有明顯疼痛甚至嚴重腫脹時就要盡速回院就診。

● 有時術後幾天會有瘀血擴散的情形，只要沒有腫脹，傷口處沒有再滲血，則沒有關係。

● 進行心導管檢查後一周內，勿以檢查那一側的手提取重物，若返診經醫師確認傷口癒合良好，便可恢復正常活動。

傷口注意事項

傷口外觀

● 傷口剛拆線後，往往疤痕較為突出，淋浴後請將傷口擦乾或
吹乾。

● 傷口如果有乾燥的結痂組織，可以不予理會或是請家人以小
剪刀輕輕修除，對於仍附著未剝落的結痂組織，勿強行扯
下，以免造成表淺傷口流血的問題。

傷口周圍水泡

● 因黏貼膠帶造成皮膚起水泡時，只要保持傷口乾燥，每天用
優碘藥水或 Chlorhexidine 消毒一次，直到結痂為止。

● 產生的水泡請不要自行刺破，消毒後請用紗布覆蓋，若為小
水泡，身體會自行吸收。但產生的水泡若太大，則請返診
並由醫師在消毒過的狀態下刺破服貼於皮膚上，這樣再繼
續換敷料數日即可癒合。

若傷口有紅腫，或疼痛有增加的情形，請觀察一兩天，注意症狀部位是否有擴大或加重。如果症狀部位擴大或加重、傷口出現異常滲出液、傷口分泌物呈現異味，或出現發冷、發燒的情形，請盡速返回醫院就醫。

傷口的疤痕與疼痛

如前所述，根據我的經驗，胸骨切開的手術術後，兩側的肋骨與肩胛，會較正中切開的胸骨部位感到疼痛，因為胸骨已經固定，而肋骨會隨著呼吸的活動而覺得痛。有趣的是，年輕人的疼痛都比較明顯，而年長的患者反而比較不會痛，甚至有些人一點都不覺得疼痛。疼痛會維持多久也因人而異，有些比較怕痛的人，在數年後還會感覺疼痛，尤其是在天氣要變化時。

術後的疤痕在癒合期間會有癢的感覺，那也是正常的現象，但是有些人的疤痕變厚，同時又會刺痛，疤痕變厚的位置多半在下三分之一段靠近上腹部處，因為皮膚的張力比較大，呼吸的時候腹部的皮膚會跟著活動，把傷口拉開的關

係。若疤痕刺痛難耐，可以考慮皮內注射類固醇。

術後三個月內的居家調養

- 胸骨癒合時間一般約為三個月，手術後三個月內，建議盡量不要過度用力，開車時要小心、避免騎機車或腳踏車，以減少可能產生碰撞受傷的機會。
- 如必須開車，則不建議長途勞累或高速行駛。
- 避免提重物等費力工作，但是一般文書處理工作，則可視體能狀態自行決定開始時間。
- 盡量減少不必要之社交活動，因為此時多數病患仍有輕微貧血狀況，若突然增加體能活動，將可能會有頭暈或心悸的現象。
- 下肢曾取過靜脈血管的病友在長途舟車或飛航旅行時，最好事先穿著彈性襪並定時起來活動下肢，以避免下肢腫脹。

生活作息

　　照護應以改善症狀、維持最佳體能狀態及保持心臟功能為目標，因此病人需要配合以下幾點：
- 遵照醫囑服藥，每日規則監測並記錄體重、脈搏和血壓，並

定期門診追蹤與治療。

● 減少心臟負擔，如：維持理想體重、控制高血壓與糖尿病、避免感冒、減少壓力等。

● 均衡飲食，在術後初期可以多吃些高熱量的食物，但要減少甜食；避免吃過鹹的食品，以免身體水分的蓄積（心臟功能良好的除外）。嚴禁抽菸、酗酒，控制體重，若短期內增加 3 公斤就要回診檢查是否有水腫，必要的時候須增加利尿劑。

● 術後因活動量減少，會導致腸蠕動緩慢，影響排便順暢；因此要適當規律運動，促進血液循環及新陳代謝，並按照心臟復健老師的要求，鍛鍊心肺耐力，以維持理想體重（BMI 數值為 18.5-24），預防肥胖隨之而來的相關疾病。但任何運動或活動，皆應以不疲累為原則，不要勉強進行。

BMI（身體質量指數 Body Mass Index）：

體重（公斤）÷ 身高（公尺）的平方

範例：如身高為 160 公分，體重為 50 公斤，換算式 BMI 為：50 公斤 ÷（1.6 公尺）的平方＝ 19.53

● 維持規律的生活、保持愉快的心情、充分休息及良好的睡眠，有助於身體機能的恢復。

- 注意環境溫度變化，維持空氣流暢，切忌忽冷忽熱，注意身體保暖，否則這個時候感冒，咳嗽起來就格外辛苦。
- 養成規律的排便習慣，攝取足夠纖維素及水果，以維持排便通暢，必要時告知醫師，開立適當的軟便劑服用。
- 適時抒發壓力，避免情緒緊張，時時維持好心情。

家人支持

罹患心臟病造成身心極大的壓力，除了面對死亡的威脅，飽受病痛之苦，還要經歷辛苦的治療過程，因此極度需要家人的支持、鼓勵與陪伴，能讓病患在醫療漫長的道路上不孤單，勇敢堅強地面對挑戰是非常重要的。

日常活動建議

　　心臟病患若要回復日常活動，因病情不盡相同，若有特殊考量，建議先與主治醫師或物理治療師討論後再付諸行動；以「心導管手術後」和「心肌梗塞出院後」為例：

	心導管手術後	心肌梗塞出院後
走路	出院後隔天	醫師許可後緩慢進行
游泳	出院後1周	醫師許可後緩慢進行
工作	● 靜態職業： 　出院後1周 ● 中度活動量職業： 　出院後2周	● 靜態職業： 　出院後4周 ● 中度活動量職業： 　出院後6周 ● 重度活動量職業： 　出院後8-10周
提重	出院後第一周，避免提重超過2公斤	出院後兩周，避免提重超過2公斤

開心手術及術後的重建，目的都是為了幫助病患回復手術前的正常狀態，甚至可以跟正常人一樣過日子，維持一定的生活品質，因此只要用心多留意些生活上的細節，開心術後的病患一樣可以自由自在的享受生活樂趣。

做家事

比如擦桌椅、擺餐具、摺衣服等輕巧家事沒問題，但若是打掃、吸地、拖地等較粗重工作，建議等術後 4-6 周確定傷口癒合良好再逐漸嘗試。特別是買菜、採購時，不要逞強提重物；如果做某件家事時會有傷口疼痛或不舒服，都請先暫停，好好休息，過幾天再試試看，千萬不要勉強。

爬樓梯

在病人出院前，心臟復健治療師會監控患者爬樓梯的情形，是否體能可以負擔？確定安全無慮後，出院後爬樓梯是被允許的。但爬樓梯時心臟需要負擔較多的能量，心臟復健治療師會囑咐「腳要踩穩、腳步放慢」，如有不適就不要勉強，與醫療團隊聯絡。

對心臟病友而言，上上下下的爬樓梯，不是很好的運動訓練方式！

出國

患者在行前，可請物理治療師先針對自身的狀況做進一步的評估，確認可以進行活動的程度及範圍。並與主治醫師確認病情及藥物劑量是否穩定，等醫師確認藥物的調整沒問題，接下來再考量出國時要進行的活動。有些人出國是為了回家或是在國外有自己的房子，可以隨時找地方休息，又是自己熟悉的環境，需要注意的部分就比較少，對心臟的負擔不會那麼大。

對於心臟的病患來說，比較要考量的不在於什麼時候可以出國，而是出國時要從事什麼樣的活動。

有些心臟病人出國會跟著旅行團，有些人則會選擇自助旅行，不論是哪一種方式，行程的安排很重要，同樣都要規劃足夠的休息時間，尤其國外是一個陌生的環境，休息的時間可能要更多，且盡量不要去醫療落後的地區。

大多數旅行團的行程安排會較緊湊，病患可在行前仔細詢問，若是在旅行的過程要從事比較特別的活動，例如：潛水、爬山、打球等，則會因病患個別的狀況不同，可以接受的程度也會因人而異。

如果出國是為了工作，就要注意工作行程不可以排得太滿，尤其很多人會忽略會議的壓力，以為會議進行時身體沒有太多的活動，對心臟的負擔不大；事實上，會議進行時的心理壓力或是腦力在運作時，對心臟的壓力不見得比較小，有時候甚至可能會更多。

心臟手術後 3-6 個月是恢復期，建議安排行程時要估算休息時間夠不夠？除了注意自身狀況，自我監測外，要有以防萬

一的心理準備，若途中發生緊急狀況時該如何應變？一般來說，以目前的醫療科技，病人出院後應可搭機出國，但還是需先向心臟科主治醫師確認病情、藥物劑量控制上是否穩定？

　　機艙內的壓力並不會對手術的傷口或心臟功能產生什麼影響，唯一要考量的是接受冠狀動脈繞道手術後的病患，因為下肢的大隱靜脈在手術過程中被取用的關係，所以短期內下肢的循環可能較差，若下肢水腫的情況明顯，就不建議做太長途的飛行，此類病患若是必須要坐飛機，若不能躺平就最好把彈性襪穿上，若能乘坐商務艙平躺的座位最理想，平躺可以減少下肢水腫。

　　接受冠狀動脈繞道手術後的病人在飛機上時，除了休息時間外應多離開座位，稍微站一站或走一走，最好每一至兩小時就可以離開座位五分鐘，坐在座位上時，也可以多做腳板上下活動的動作，以減少靜脈血栓的生成。

　　出門在外，最好要有基本判斷自身症狀及自我監測的能

力，就是了解自己的疾病可能會有哪些症狀？哪些情況要有什麼應變措施？以及記錄症狀及生命徵象的能力。

病人出國萬一遇上緊急情況往往令人措手不及——

所到國家與台灣的緯度相差較遠

要注意氣候的問題，有高血壓或是血壓起伏較大的病患，要避免溫差的變化，例如在比較寒冷的地方，衣物的保暖盡量用多層次的穿法：薄的衣服多穿幾層會比單穿一件厚外套保暖，每次穿脫時溫差不會太大。其他：如手套、圍巾、襪子甚至是口罩，都可以視情況穿上，以避免因為寒冷造成周邊血管收縮，甚至血壓突然上升的情形，所以要常常量血壓。必要時，可以先行請教醫師，是否當遇到這種狀況時，須增加降血壓藥物劑量。

在熱帶國家

須注意不要在高溫的環境下太久，以免造成身體脫水而產生心悸的反應，或是因為氣溫高造成周邊血管擴張，產生低血壓的反應。心臟功能較差或是血壓變化較大的病患，一

樣要避免溫度太急劇的變化，盡量戴上帽子或躲在陰影下，另一方面，可以多補充水分以避免身體脫水。

開車

手術後 2-3 個月胸骨正在慢慢癒合，同時病友也會因為虛弱、疲倦，或藥物影響，反應比常人要慢，因此不建議在這段時間開車。

居家服藥

接受心臟手術、完成階段性治療後，當病人出院返家，醫師常開立的處方藥有：

降血壓藥

包含甲型交感神經阻斷劑、乙型交感神經阻斷劑、利尿劑、鈣離子阻斷劑、血管收縮素 II 拮抗劑與血管收縮素轉化酶抑制劑，各類藥品之介紹，詳見第二章之「高血壓性心臟病」。

降血脂藥（Statin 類）

常見品項有立普妥 (Lipitor)、冠脂妥 (Crestor)、素果 (Zocor)、益脂可 (Lescol)、美百樂鎮 (Mevalotin)。此類藥品可抑制膽固醇在人體內的合成，降低膽固醇濃度，減少心血管疾病及中風的發生。

● 易有腸胃不適、噁心、肚子痛、拉肚子，或便秘的情形。

● 因為有橫紋肌溶解症之虞，若服藥後有不明原因的肌肉痠

痛，無力的情形，應立即回診告知醫師。

● 服藥時間：晚上是人體內膽固醇合成的高峰期，所以建議晚上使用（下午五點至睡前），使其發揮最佳效果。近來新的降血脂藥因作用時間延長(如立普妥 Lipitor、冠脂妥 Crestor) 或改良成長效劑型（如益脂可 Lescol XL），通常固定一個時間服用即可。

● 不要與葡萄柚汁併服。

● 不可併用紅麴膠囊或錠劑，一般紅麴食品並不含有降血脂或降膽固醇成分，除非是改良發酵過程，也就是製作成膠囊以及錠劑，才會有產生類似降血脂藥物的成分。兩者共同服用會導致藥效過強，可能引起橫紋肌溶解症、急性腎衰竭。

有機硝酸鹽

常見品項有寬心 (Imdur)、愛速得 (Isordil)、喜革膜 (Sigmart)、耐絞寧 (NTG, Nitrostat)、護心貼片 (Nitroderm TTS)，用於預防或緩解胸痛（心絞痛）。

● 頭痛是相當常見的副作用，傳統劑型通常在服藥後 1-2 小時開始，症狀持續 2-3 小時。頭痛的發生與藥品劑量有關，從

低劑量開始使用可降低頭痛的機率。多數患者在持續使用一周後，頭痛會緩解。若持續頭痛可詢問醫師，是否要更換藥物。

● 勿與威而鋼（Viagra）、犀利士（Cialis）或樂威壯（Levitra）併用，以免出現嚴重低血壓。

硝化甘油片（NTG）的特別注意事項

用法

● 已知冠心症的患者，有胸痛或胸悶時就應立即服用。

● 藥片應置放於舌下溶解，不可立即吞嚥。

● 冠狀動脈疾病，服藥後約 1- 2 分鐘可解除胸部不適。若非冠狀動脈疾病，服用後可能無效。

● 如含一片後，未能在 2-5 分鐘內解除胸部不適，再服第二片，若再復發，可再服第三片。若服用三片後，胸部不適仍未改善，應立即就醫求治，並記下服藥時間。

● 服藥時應採坐姿或臥姿，預防血管擴張導致血壓下降、頭暈等副作用發生。若副作用發生，應平躺或保持頭低腳高姿勢，等副作用消失後再起身。

- 藥品置於舌下時可能會有燒灼感或刺痛感，但此種感覺並不能用來作為判定藥品是否有效的可靠依據。

儲存

- 無論何時何地請隨身攜帶藥物。
- 藥品應置於原玻璃容器內，切勿自行分裝。
- 藥物開瓶使用後，僅可保存三個月；若未開瓶，則依瓶上有效日期指示使用。

護心貼片

- 每天固定時間貼於軀幹或上臂。
- 為避免刺激，每次應貼於不同部位，不可貼於有傷口處。
- 為維持藥效，每天只要貼 10-12 小時，建議白天使用。
- 撕下舊片仍有藥效，請立即丟棄，防止兒童接觸。

出國時服用藥物注意事項

　　若是出國，建議使用有兩種時間的手錶，依台灣時間服藥，但仍須考量當地時間，以不影響正常作息為原則，適當增減 2-3 小時，將服藥時間調整至適合國外作息的時間，是可

以接受的。

　　若有易碎藥品如：胰島素，要妥善包裹，並避免碰撞。

● 旅行前需確認藥量是否足夠？建議攜帶多於旅行時間一星期
  的藥量，需將藥品置於隨身行李內，避免放在托運行李中，
  減少遺失的機會，也可避免因運送環境過熱、過冷而影響藥
  品品質。

● 將藥物學名及商品名、劑量、用法，詳細記錄，攜帶在隨身
  行李中，並在家中放置一份備份紀錄。若出國後藥物遺失，
  可依紀錄至當地醫療院所或藥局調劑相同藥品。

抗凝血劑

　　血液凝固，是人類以及其他動物生存的必要功能。在不幸遭到外傷時，我們的血液會立即啟動凝固的機制，經由一連串凝血因子的活化，最後由凝血纖維形成血塊（血栓）。即使沒有遭遇外傷，當身體內有不正常的情況發生，例如血管內皮受傷時，也同樣可以激化血小板，凝集在受傷的部位，形成血栓。而當血液在血管內發生凝固，形成血栓的現象時，便可能引起很大的危險。

血栓若發生在靜脈系統

● 輕者，可以造成堵塞，導致血液回流至心臟的困難。

● 重者，血塊脫落並隨血液回流到肺動脈，形成「肺動脈栓塞」，若數量太多，有立即致死的危險。

血栓若發生在左邊心臟或主動脈

　　若血液凝固發生在左邊心臟內，即左心房或左心室，當

血栓脫落時，會隨著血液流到無法預測的位置，流到任何部位，都可以造成該部位的血管堵塞與隨之而來的組織壞死，例如：若流到腦部，則形成腦血管堵塞，造成中風；若血栓流到腸子的動脈，會造成腸子的壞死，後果都很嚴重。同理，若血栓發生在主動脈，如腹部主動脈瘤，因為血液在動脈瘤裡面形成渦流與停滯，凝成血塊，而這些血塊有時候又會掉落，順著血液流到下肢的動脈，造成所謂的急性動脈栓塞，若不立即手術取出，可能有肢體壞死的危險，延遲治療的結果就演變成為截肢。

抗凝血劑的種類與適應症

抗凝血劑可用於延長血液凝固時間、預防血栓產生，一般臨床常用的口服藥物，抗血小板的有：Aspirin (阿斯匹靈)、利血達 (Licodin)、百無凝 (Brilinta)、保栓通 (Plavix); 抗凝血的有：Warfarin（香豆素，又名 Coumadin, Coumarin）與新型口服抗凝血劑（請參閱 311 頁）。注射的藥物，有 Heparin（肝素）及 Fragmin（低分子量肝素）。

若曾經有過血栓的產生、或是屬於血栓形成的高危險之患者，就要考慮使用抗凝血劑。例如：置換金屬瓣膜的病人

必須終身服用抗凝血劑香豆素（Warfarin），以預防血栓形成。
患有深部靜脈血栓的患者，至少需服用一段時間的香豆素，
繼之長期的血小板抑制劑；心房纖維顫動的患者應該要長期
使用香豆素或新型口服抗凝血劑；腦頸動脈血管堵塞疾病的患
者也需要預防性的抗凝血劑如香豆素或血小板抑制劑。

香豆素

香豆素抑制凝血酵素原的生成

　　香豆素的作用是抑制肝內維他命 K 的合成，進而抑制凝
血酵素原（Prothrombin）的生成（過程中必需維他命 K）。當
體內凝血酵素原減少，凝血酵素的生成也減少，間接就影響
到凝血纖維的合成，也就是血塊的形成。由於香豆素抑制凝
血的功能是要經過維他命 K 的合成，因此不是直接而是間接
抑制凝血，所以剛開始服用時是不會立即產生作用的，要等
3-5 天之後才有治療的效果。同樣若是停藥，也要好幾天之後
藥效才會逐漸消退，除非直接用注射的方式給予維他命 K。

香豆素的藥效很強，所以使用時要非常小心，不論是過量或不足皆不可。尤其是在置換金屬瓣膜的病人，若用量不夠，會在瓣膜上形成血栓，影響瓣膜葉片的開闔；而若用量超過，則會造成自發性的出血，若發生在重要的器官如腦部，就很危險。

服用期間，病人一定要遵從醫囑，經常檢驗凝血時間（凝血酵素原時間 Prothrombin Time, 又稱 PT），通常會依不同的需求，將 PT 的國際標準比例（簡稱 INR）值控制在正常人的1.5-3 倍（機械瓣膜的要求較高：主動脈瓣膜約 2.0-2.5, 二尖瓣膜約 2.5-3.0）。又因為香豆素的作用跟維他命 K 有關，因此只要影響維他命 K 吸收的因素，都會影響到香豆素的作用，例如富含維他命 K 的綠色蔬菜會減低它的作用，而有些藥物如阿斯匹靈（還有很多，如後述），又會增加它的作用，要知道究竟有沒有受到影響，最好的辦法，還是經常測 INR 數值。

服用香豆素需特別注意事項

香豆素的安全治療範圍較窄，一般患者必須了解抗凝血劑與中西藥、草藥與食物相關的交互作用；因此若有不明瞭的地方，一定要請教醫院裡面負責的醫護人員，以減少因不當的服藥劑量或交互作用造成嚴重的後果。

「日常生活」注意事項

● 服用前請仔細辨認藥物，並按照醫師指示服用。

● 即便穩定，也需定期返院抽血檢查，讓醫師依據病人的血液檢查結果，視需要調整藥物的劑量。

● 一旦出現發燒或疑似感染的症狀時，請盡速就醫治療。

● 如出現下列抗凝血劑過量症狀：皮膚容易瘀青、小便變紅（血尿）、齒齦出血、咳血或流鼻血等，請暫停香豆素並盡速返院檢查，若實在無法在一兩天之內返院，而又必須使用香豆素的患者，在停止藥物兩天後還是要恢復服用，再盡快返院看診。若出血嚴重需立即到附近的急診室求診。

● 可從事一些安全的運動，如慢跑、游泳等；但應避免會有身體衝撞發生的運動，以減少受傷出血的機會。更要注意預

防頭部外傷，如騎乘機車。

「就醫」注意事項

● 不論因為什麼原因到其他醫院或診所就醫，請告知醫師您正在服用抗凝血劑。

● 不隨意服用其他藥物，若實在必要，請務必告知看診科醫師目前有服用香豆素抗凝血劑，並提醒醫師注意藥物間可能產生的相互作用。因為不是所有的醫師都那麼了解香豆素與其他藥物的交互作用，所幸現在網路上的資訊那麼方便查找，自己也應該做些功課，以免產生凝血功能過度與不足的情況。

● 拔牙或任何手術前務必先回原主治醫師門診告知，以便醫師為您調整藥物，以避免造成手術後出血；而置換過心臟瓣膜的患者，更應給予預防性抗生素以避免感染（心內膜炎，亦即細菌感染到人工瓣膜），一旦發生心內膜炎，後果不堪設想。

● 拔牙或牙科治療因為口腔的傷口是骯髒的，必須使用預防性抗生素，方法是在治療前 1-2 小時服用大量的口服抗生素如 amoxicillin，之後再按照一般劑量服用 3 天或一直到傷口癒

合。

●盡量避免肌肉注射以免形成血腫塊。

「飲食」注意事項

●有些食物會干擾香豆素的作用，如：綠茶、醃燻豬肉、肝臟、綠色蔬菜、芥花油、黃豆油、牛肝、豬肝、白花椰菜、綠花椰菜、甘籃菜芽、甘籃菜、菠菜、蕪菁菜、生洋蔥……等，因為含較高的維生素 K，因此會降低香豆素的抗凝血作用。

●木耳及菇類會加強香豆素的抗凝血。

●草藥、中藥，或內含中藥成分的雞精。

●高劑量維他命 A、C、E。

●部分內含高劑量維他命的牛奶。

●保健食品（不知道內含什麼成分）。

　　並不是有影響的食物就不能吃，事實上也無法避免富含維他命 K 食物，只要保持固定的均衡飲食習慣，避免不規則性的大量食用某種上述食物或食品，再定期追蹤檢查 INR 數值就可以了。比如說喜歡吃綠色蔬菜的人，每天都吃等量的綠色蔬菜，醫師再按照抽血的 INR 數值調整香豆素的劑量就

沒問題了。不要為了要驗血而特別不吃綠色蔬菜，等醫師把藥的劑量調整好了以後回家又開始吃綠色蔬菜，這樣就會產生香豆素劑量不足的結果。

肝素（Heparin）

目前有兩種方式給予：靜脈注射與皮下注射。

靜脈注射後立即有作用，且作用時間為 2-6 小時；皮下注射的是低分子量肝素如 Fragmin，約 30-60 分開始作用，作用時間為 12-24 小時。靜脈注射的肝素需住院給予，而皮下注射的肝素則可以攜帶回家自己注射，因這種藥物為油性藥劑，注射時較為疼痛。

新型口服抗凝血劑

香豆素的使用已有六十年，藥效明確且價格低廉，但由於安全治療範圍較狹窄、起始作用時間較慢、且與多種食物、藥物有交互作用、需要經常做血液的監測等問題，常造成醫師及病人使用上的困擾。為克服這些問題，近年來有新的口服抗凝血劑被研發出來，主要作用在凝血途徑中單一的凝血因子，如普栓達抑制第二凝血因子，其他則是抑制第十凝血

因子，建議使用的疾病整理如下表：

	普栓達	拜瑞妥	艾必克凝	里先安
預防非瓣膜性心房纖維顫動病患發生中風與全身性栓塞危險群：曾發生腦中風或短暫性腦缺血發作；年齡大於或等於75歲；高血壓、糖尿病、及心衰竭高危險病患	V	V	V	V
預防接受下肢重大骨科手術後之靜脈血栓栓塞症	V	V		
預防深靜脈血栓與肺栓塞復發			V	
治療深靜脈血栓與肺栓塞	V	V	V	V

第二凝血因子抑制劑：普栓達 (Pradaxa)

　　普栓達為第一個上市的新型口服抗凝血劑，直接作用於凝血酶上 (第二凝血因子，thrombin)，有較強的抗凝血作用。由於在瓣膜置換病人的研究中，相較於香豆素之療效與副作用均不如預期，故目前只能用於「非瓣膜性」病人。因為藥物的持續時間較短，一天必須服藥兩次。膠囊須整顆吞服，弄破、咀嚼或取出膠囊內藥物，可能造成藥物吸收大增，而導致出血。普栓達易潮解，請以原包裝儲存，用藥前再將藥品由鋁箔片剝出，降低藥品變質機會。

第十凝血因子抑制劑：拜瑞妥 (Xarelto)、艾必克凝 (Eliquis)、里先安 (Lixiana)

　　在關於中風預防的研究 (ROCKET AF study) 中，發現拜瑞妥在「非瓣膜性心房纖維顫動」患者的中風預防效果不比香豆素差，在總出血量上兩者無太大差別，但在腦出血及致命性出血等嚴重併發症方面明顯低於香豆素，因此可以預防非瓣膜性心房纖維顫動患者的中風。服用頻率為每天一次，需依病人腎功能調整劑量。

藥物常見的副作用

藥名	常見副作用
拜瑞妥	貧血、胃腸不適、腹瀉、便秘、胃腸道出血、瘀青、鼻出血等。
普栓達	消化不良(包括上腹部疼痛、腹部不適等)、腸胃潰瘍、食道炎、有增加出血之機率。
艾必克凝	過敏反應(包括藥物過敏,如皮疹,以及過敏性反應,如過敏性水腫)及暈厥。
里先安	噁心、皮疹、搔癢、貧血、流鼻血、胃腸道出血、皮膚軟組織出血、肝功能檢驗值異常。

抗血小板藥物

常見品項有阿斯匹靈 (Aspirin protect)、保栓通 (Plavix)、利血達 (Licodin) 及百無凝 (Brilinta),經由抑制血小板的凝集,間接達到抑制血液凝固的功能。

● 常有出血現象,如咳血、黑便、紅色或暗棕色尿、眼睛出血、突然出現瘀傷、牙齦出血、流鼻血等,請立即就醫。

- 進行任何手術或處置前，請諮詢心臟科醫師，決定是否停藥及停幾天。

- 服藥之前，應告訴醫師過去病史，尤其是出血問題如：潰瘍、經期過長、經血量大……

- 阿斯匹靈對胃黏膜有刺激的作用，因此有些胃腸不好的病人，就不適合服用。即使過去沒有胃或十二指腸潰瘍的病人，也要在服用阿斯匹靈的期間，注意有無上腹痛或大便變黑（即已發生出血了）的情形。若過去有胃或十二指腸潰瘍的病史，或有上述的症狀，改服用較不會傷腸胃的利血達 (Licodin) 或保栓通 (Plavix)。

- 利血達 (Licodin) 及保栓通 (Plavix)：由於較不會造成腸胃道的不適，廣為病人使用。但最大的缺點是價格較貴，尤其是保栓通，比阿斯匹靈貴上數十倍，因此不是第一線使用的藥物，僅限於無法服用阿斯匹靈的病人。

飲食營養

關於維他命，病人體重若維持在理想範圍，且沒有食慾不振或偏食的狀況，並不需要特別補充維他命。若病人希望能補充時，建議先諮詢主治醫師或營養師，以利於做最適切的補充。

營養自我評估

請用打 v（打勾）回答，病人在家中的身體狀況和營養飲食有關的問題：

☐ 肥胖（BMI > 27）

☐ 體重過輕（BMI < 18）

☐ 血糖高（空腹血漿糖濃度超過 126mg/dl 兩次以上）

☐ 三酸甘油脂和膽固醇過高（正常人總膽固醇 < 200mg/dl，低密度膽固醇 < 100mg/dl，三酸甘油脂 < 200mg/dl）

☐ 骨質疏鬆症

☐ 高血壓（ > 140/90mmHg）

病人的營養狀況、飲食習慣，簡單檢測

計算病人的理想體重：

BMI 數值為 18.5 ≦ BMI < 24，沒有男女差別。

身高（公分）	理想體重（公斤）
145	38.9 - 50.4
150	41.6 – 53.9
155	44.4 – 57.6
160	47.4 - 61.3
165	50.4 – 65.2
170	53.5 – 69.3
175	56.7 – 73.4
180	59.9 - 77.7

資料來源：衛生福利部

預防長期合併症的飲食建議

因病患長期服用藥物，或由於本身原有的慢性疾病，往往導致許多血液、生化檢驗值不正常。例如：尿酸偏高、血脂肪、膽固醇增高，血糖上升、體重上升及骨質疏鬆等。每月監測上述項目，如有異常時，除醫師要告知病患外，家人

在飲食方面應注意幫病人改善：

- 請勿隨意服用院外所供應的止痛藥、亂服成藥，或中藥，以免傷及腎臟，或影響抗排斥藥物之濃度，而造成排斥現象。
- 葡萄柚汁證實會影響抗排斥藥物的濃度，不要與抗排斥藥同時服用，若要食用，請於兩次藥物服用之間（約下午三點），但仍應盡量減少飲用。
- 勿暴飲暴食。
- 減少油脂與調味料的攝取。
- 減少甜食與精緻糖類的攝取。
- 多選擇新鮮蔬菜、水果及含纖維質的食物。
- 控制體重。
- 認識食物，試著了解什麼食物吃多了會胖（註：藥物並不會使你產生脂肪）。
- 定期參加營養師舉辦的營養講座，若有個別營養問題可請教營養師加強指導。

食物中的「鈉離子」

吃太多鹹的食物，會讓身體水分滯留更多，主要是因為「鈉離子」的關係；鈉主要來自食鹽、海鹽等鹽類產品，味精、

雞湯塊、醬油、烏醋、沙茶醬等調味料也都含有大量的鈉。此外如醃製、罐頭、速食及其調味包、濃湯、各式加工品、運動飲料等也屬於高鈉食品，不建議經常攝取。

減鹽飲食

每日飲食中鈉的攝取量要受限制，依病情不同可分為：
● 限鈉，2000 毫克鈉以下。
● 低鈉，1000 毫克鈉以下。
● 極低鈉，500 毫克鈉以下。

但還是建議應依據病人情形及醫師治療需求為主。衛福部國民健康署建議成年人每日鈉攝取量不超過 2400 毫克，相當於 6 克食鹽。但依據近年的國民營養健康狀況變遷調查結果發現，19-64 歲的民眾每日鈉總攝取量，男性平均超過 4400 毫克，女性平均超過 3500 毫克，幾乎是每日建議量 1.5-2 倍。

根據流行病學調查，人體內鈉離子超過正常值越多，引發高血壓的機率越高，因此，在飲食上減少鹽（鈉）的攝取，

能明顯降低腦、心血管疾病的危害。

　　一般常用調味品鈉含量的換算如下：
● 一公克食鹽＝ 400 毫克鈉
● 一茶匙食鹽＝ 6 公克食鹽 =2400 毫克的鈉 =2 又 2/5 湯匙醬
　油 =6 茶匙烏醋 =6 茶匙味精 =7 又 1/5 茶匙醬油＝ 15 茶匙
　番茄醬（1 茶匙 =5cc，1 湯匙 =15cc）

烹調建議

　　烹調時可利用天然食材的風味漸少鹽（鈉）的攝取，也
可利用天然佐料增添料理的風味，或是藉由不同的烹調技巧
來降低鹽（鈉）的攝取。

酸味的利用

　　烹調時可使用檸檬、蘋果、鳳梨、番茄等天然水果來增
加料理的酸味。

甘美鮮味的利用

　　使用香菜、香菇、海帶、洋蔥等食材，帶出新鮮食物的

原味。

天然佐料的利用

可用蒜、薑、蔥、胡椒、八角、花椒、香草等，天然佐料來變化食物風味。

烹調技巧的調整

選擇蒸、燉、烤等保持天然鮮味的烹調法，減少鹽或其他調味品的用量。

低鈉調味品的利用

可使用含鈉低的醬油或鹽來代替調味，但須按照營養師指示使用。

常見含鈉量較高的食品

目前市售包裝食品，規定必須標示其中鈉的含量，因此選擇包裝食品時應注意營養標示中的鈉含量，才能在品嘗美食的同時也能控制好每日鹽（鈉）的總攝取量。舉例說明以下含鈉量較高的食品，建議酌量食用：

醃製、燻製及滷製的食品

醃製蔬菜（如榨菜、酸菜、泡菜等）、火腿、香腸、鹹蛋、過鹹滷味等。

加工食品

麵線、雞絲麵、速食麵、蘇打餅乾、蜜餞、肉鬆等。

罐頭與調味醬

醬瓜、肉醬、豆腐乳、沙茶醬、豆瓣醬、番茄醬、味噌等。

資料來源：衛生福利部國民健康署

食物中的「鉀離子」

鉀是細胞內含量最高的礦物質，可拮抗鈉離子，幫助排出體內鈉離子、改變因鹽（鈉）攝取過多而血壓上升的體質。不過鉀離子的高低，也會因為藥物，或腎功能不全而有所影響，如果醫師告訴病人鉀離子太高或太低時，可因狀況來調整飲食。

鉀含量較高的食物

- 全穀根莖類：＞ 600 毫克 /100 公克，如紅豆、花豆、綠豆等；＞ 300 毫克 /100 公克，如南瓜、山藥、芋頭、荸薺、地瓜、馬鈴薯、蓮藕、燕麥片、紅薏仁等。

- 蔬菜類：＞ 600 毫克 /100 公克，如乾燥蔬菜、紫菜等；＞ 300 毫克 /100 公克，如川七、莧菜、菠菜、空心菜、草菇、金針菇、甘藷葉、芹菜、鴻喜菇、茼蒿、青花菜等。

- 水果類：＞ 600 毫克 /100 公克，如乾燥水果 (如龍眼乾、葡萄乾等)、柿餅等；＞ 300 毫克 /100 公克，如榴槤、釋迦、美濃瓜、芭蕉、香蕉等。

- 豆魚肉蛋類：＞ 600 毫克 /100 公克，如黃豆、黑豆、毛豆等；＞ 300 毫克 /100 公克，肉乾類（如牛肉乾、豬肉乾、肉鬆等）、加工品（如鴨賞、臘肉等）、內臟類（如膽肝等）、鯛魚、鯖魚等。

- 堅果種子與油脂類：＞ 600 毫克 /100 公克，如開心果、葵瓜子、腰果、杏仁果、花生、松子等；＞ 300 毫克 /100 公克，如芝麻、核桃、酪梨等。

資料來源：衛生福利部台灣地區食品營養成分資料庫

食物中的「鈣離子」

鈣離子是一種礦物質，用來維持身體及骨骼的發育；食物中的奶製品、黃豆製品、深綠色蔬菜的鈣離子，是相對比較容易攝取的。但有些藥物會影響鈣離子的吸收，若骨密度太低，則會引起骨質疏鬆症。

● 有助鈣質吸收的因子

維生素 D、維生素 C、乳糖。

● 干擾鈣質吸收的因子

植酸、草酸、磷（如：汽水）、攝取過量的肉類、缺乏運動。

高鈣食物

奶製品、豆乾、豆腐等黃豆製品、深綠蔬菜、帶骨小魚、海帶、山粉圓等。

高鈣食譜

● 高鈣捲餅

蛋餅皮、起司片、苜蓿芽、小豆苗、小番茄、肉鬆。

熱量 168 大卡 / 每 100 公克含鈣 150 毫克。

● 翠綠鮮雞米

雞胸肉、豆腐、草菇、甜豆仁。

熱量 146 大卡 / 每 100 公克含鈣 102 毫克。

● 銀魚莧菜羹

莧菜、吻仔魚、蒜仁。

熱量 23 大卡 / 每 100 公克含鈣 173 毫克。

● 海鮮番茄湯

小魚乾、番茄、海帶、黃豆干絲。

熱量 73 大卡 / 每 100 公克含鈣 299 毫克。

● 檸檬山粉圓

山粉圓、檸檬汁、糖。

熱量 53 大卡 / 每 100 公克含鈣 162 毫克。

關於膽固醇與飽和脂肪

　　飲食中除了動物性食物含膽固醇外，人體本身亦會自行合成膽固醇。根據美國最新發布的《2015-2020 飲食指南》強調：飲食應少吃糖、鹽（鈉）、飽和脂肪及反式脂肪。新版飲食指南不再訂定膽固醇的每日攝取限量，但是由於膽固醇含量高的食物中，常也含有較多的飽和脂肪，提醒大家，仍應盡量減少高膽固醇食物的攝取。世界衛生組織建議：健康飲

食習慣，應採均衡飲食並應限制由脂肪提供的熱量攝取，以不飽和脂肪取代飽和脂肪，飽和脂肪建議攝取上限應低於每日建議攝取總熱量 10%。

少吃奶油、肥肉、速食品等飽和脂肪含量較高的食物，建議以不飽和脂肪含量高的植物油、堅果類，作為油脂的主要來源。

健康飲食包含多吃蔬菜、選擇水果、全穀類，取代零食甜點及精製白米，因為未經過度加工的天然食物，含有較多的營養素及膳食纖維。

依「飽和脂肪」攝取上限計算，以正常體重 60 公斤的靜態工作者，每日攝取 1800 大卡為例，飽和脂肪提供的熱量應低於 10%、180 大卡計算，約為 20 公克。

常見食物的飽和脂肪含量

食物名稱		飽和脂肪平均 每 100 公克含量	食物名稱		飽和脂肪平均 每 100 公克含量
肉類與海鮮	牛五花肉	20 公克	乳製品	乳酪	18 公克
	去骨牛小排	13 公克		全脂鮮乳	2.5 公克
	豬五花肉	10 公克		低脂鮮乳	0.9 公克
	羊排	11 公克		脫脂鮮乳	0.2 公克
	豬絞肉	5 公克	點心	香草冰淇淋	8 公克
	去皮雞胸肉	0.3 公克		油炸甜甜圈	7 公克
	蝦	0.2 公克		魚酥	7 公克

資料來源：衛生福利部國民健康署

性生活

　　無論時代如何進步，性觀念日漸開放，要在大庭廣眾與主治醫師討論自己的性生活，對大部分的病人而言還是件難以啟齒、令人尷尬的事情。

　　一般國內患者較為保守拘謹，尤其在罹患心臟病後，可能因為羞於啟齒或是恐懼，因而「戒除」了性生活，如此，不僅有違身心健康，甚至危及家庭幸福及生活樂趣，其實只要了解適當的方法並經過專業評估，心臟病患者跟一般人一樣都可以擁有完整而健康的性生活。

　　門診時，有位接受冠狀動脈繞道手術成功，已經六十多歲的男性患者，問診接近尾聲，卻欲言又止、神色有異，見診間的護士稍稍走開，匆忙低聲又急迫地問：「醫師，以我目前的狀況，如果做愛安全嗎？」病人手術後身體狀況維持得不錯，對於他突如其來的提問，除了點頭，心想有這個顧慮，患者應該更早就提出來，但是我後來想想，我們醫療人員應該更有責任主動告知患者才是。

一般人總認為性行為是賀爾蒙躁進的年輕人專利，尤其心臟病患者，通常有一定年紀，被視為負責人體機器運作的引擎心臟，又進廠大幅維修過，心裡不免會有疑慮卻又不好意思提問。

把握住大原則，細節由自己衡量即可

　　性行為就跟一般的活動一樣，只要心臟復原良好，一樣是可以熱情擁抱你的伴侶。

　　性行為過程需要消耗的能量略有所不同，前戲時較少，達到高潮時最多；一般性行為所需能量相當於以每秒兩階的上樓梯運動，在 10 秒內爬 20 階樓梯，假設病患能夠完成這樣的測試，並且心臟沒有不良反應或不舒服症狀的情況下，即可從事性行為。

這樣的測試可以在專業人員的監督下，利用術後心肺重建運動訓練換算耗氧量，或是請專業人員依照您目前的活動量去換算，較為安全。

恐懼心理，往往是造成接受心臟手術後病人無法進行性行為的最大阻礙，一般來說，進行心臟手術或氣球擴張術後病患，建議在出院後兩個月身體恢復良好，即可考慮回復性生活。初期可以選擇對心臟負擔較小的方式，如固定的性伴侶、處在比較不費力的姿勢等，由於須考量傷口癒合的問題，建議病患在下位，伴侶在上位，並且處於比較被動的角色會較佳。

與心臟病患性生活有關的藥物

威而鋼等壯陽藥，不可併用硝酸鹽類藥物

近年來，藍色藥丸威而鋼 (Viagra) 掀起一股旋風，不少民眾不論是否有性功能障礙，想藉以倍增雄風，從親朋好友或其他管道取得，而非經由醫師專業評估開立處方擅自服用，其實是非常危險的，尤其心臟病患者。除了可能買到偽藥外，若平時即服有降血壓藥物，則可能導致血壓過低昏倒。

威而鋼原為發展治療心絞痛的藥物，卻意外發現能改善陰莖勃起的能力。藉由抑制體內第五型磷酸二脂酵素 (PDE5)，可以延長一氧化氮 (NO) 作用，使陰莖海綿體平滑肌舒張，血流量增加使陰莖勃起，所以也用以治療男性勃起功能障礙。服用後均可能有臉潮紅、視覺異常、頭痛、胃痛等不適產生。

治療心絞痛藥物中，常被使用的是硝酸鹽類藥物 (如舌下含片)，服用後在人體代謝分解成一氧化氮 (NO)，促使心臟的冠狀動脈血管持續舒張，增加冠狀動脈血流量，所以可以紓解心絞痛。由於威而鋼與硝酸鹽類藥物均會增加體內一氧化氮 (NO) 含量，同時服用會產生加乘作用，出現致命性低血壓，因此禁止併用。若同時服用其他降壓藥 (如甲型交感神經阻斷劑，可迅 doxazosin、定脈平 terazosin) 也要注意，以免因血壓太低而昏厥。

降血壓藥

有些降血壓藥物亦有可能引起性功能障礙，會產生這樣的副作用主要原因與干擾神經系統或是影響下視丘——腦下垂體——性腺軸而使睪固酮（testosterone）下降有關。但並非

所有降血壓藥均會造成性功能障礙，臨床上有可能發生這樣的副作用的藥品有脈得保 Methyldopa、降保適 Catapres、蛇根鹼 Reserpine、利尿劑、脂溶性高的乙型交感神經阻斷劑 (恩特來 Inderal)、安達通 Aldactone 等。其他如抗憂鬱藥、抗巴金森氏症藥物、潰瘍用藥 (泰胃美 Tagamet)、攝護腺用藥、抗精神病用藥、女性荷爾蒙等也有可能引起相同的影響。

　　如果病人之前並沒有這方面問題，而是在服藥後出現以下症狀：包含性慾減退、陽萎、射精障礙、男性女乳症、陰道潤滑性不足，及無法達到高潮等困擾，可以詢問醫師或藥師進一步評估，是否因為藥品所造成的可能性。

第**6**章
與疾病和平共存

心智與心理的精神健康

　　人們隨著年紀漸長，身體各項機能狀況無可避免會慢慢地走下坡，我的老師，被譽為台灣「外科國寶」的文忠傑教授，於 2004 年百歲壽誕後，某次媒體採訪問到：「什麼是您的長壽養生之道？」

　文忠傑教授的長壽養生之道：

　　重要的不是如何維持長壽，而是要培養對抗長壽帶來的「必要之惡」，如病痛、退化等的傷害，虛心接受與面對，與衰老和平共處。

　　在上個世代的童年時期，總有一兩個手足因當時醫藥衛生環境條件不好而不幸夭折，來不及長大，但才短短幾十年後，小孩健康長大對現代人而言是理所當然。而依內政部

2016 年公布最新統計數據，台灣人平均壽命已達 80 歲，而女性更高達 83.4 歲，精進的醫學發展延長了人們的壽命，但卻依舊無法改變生老病死這種自然的現象。再先進的醫療器材，再高超的治療技術，一樣無法阻止隨著年齡增加而來的身體病痛以及衰老的腳步。

某位事業有成的企業家，祖父在他年輕時因心臟手術死亡，致使日後他特別注意自己身體的定期檢查、血壓的變化，養成運動的習慣，並很注意飲食養生。某一回保險公司安排高階電腦斷層血管攝影健康檢查，結果意外發現自己有嚴重的冠狀動脈阻塞。

在完全沒有不適及病徵的狀況下，這位企業家聽完醫師詳細解說後，仍不明白為什麼同樣的疾病仍找上自己？回憶起祖父手術失敗引來極度不安的情緒。但轉念又想，相較於癌症或其他不易治癒的疾病，至少目前對冠心症還可以治療，即使須進行冠狀動脈繞道，對許多大型醫院而言也早已是成功率極高的常規手術，所以他很快決定進行心導管檢查，並依醫師建議做了三條冠狀動脈繞道手術，術後沒太久便回復正常生活，更重要的因他正向的思考，沒有造成就醫延誤引發任何憾事。

不要忽略身體發出的任何訊息

　　現今的醫藥發展不斷地進步，許多心臟疾病都已經可以有效治療，甚至連換顆心對許多有經驗的心臟外科醫師也都不再是難事，所以我們應該真誠地面對自己的身體，20歲的你，40歲的你，60歲時的你，不要忽略身體發出的任何訊息。

　　或許治療後，有不如自己所預期（如記憶力衰退、反應變遲緩等）的狀況發生，進而衍生失望與恐懼的情緒時，也要誠實清楚地告訴醫生「讓你害怕的真正原因是什麼？」不要把自己鎖在焦躁、憂慮的壓力鍋裡，進而造成精神生活上緊張不安。

　　現代人常受大環境如經濟景氣下滑、工作及學業上的壓力或身體上的病，致使精神緊繃，心力交瘁，導致有心悸、痠痛、喘不過氣來諸多不適的症狀。陽明大學醫學系精神學科蘇東平教授，曾在一篇〈現代人身心壓力的解除〉文章中提到：「這些症狀的產生，主要是腦的荷爾蒙和腦部的某些神經化學傳導物質如血清促進素、多巴胺和新腎上腺素的分泌及交互作用產生了問題，並經自律神經傳導至周圍的器官，如心臟、血壓、心跳、體溫。這種不均衡狀態，如果持續過

久，再加上個人抵抗力不足，很容易演變成精神疾病。」

身心健康是互為因果

　　身心健康是支撐健康生命之一體兩面，並互為因果。2003 年 8 月號《科學人》雜誌標題為〈心臟病患的憂鬱危機〉一文中，引用美國杜克大學 Dr. Mark F. Newman 團隊的研究報告：「心臟手術前後，具有中度到重度抑鬱傾向的患者，死亡率為其他病患的兩倍。」換言之，人的情緒及精神狀態，對手術治療的效果有相關程度的影響。

　　風晴雨露、春榮秋枯都是大自然運行的現象，我們可以理解物品有使用的期限，而人的身體因過度的使用抑或是年歲漸增伴隨的衰退也是種不可逆的自然狀態，但卻有不容易接受的心理，缺乏「病識感」，而當病人對疾病沒有正確的了解，便可能因排拒而無法配合醫囑、接受最適切的治療。

　　我們雖然都清楚「吾生也有涯」，如何在有限的生命裡活得自在精采，減少壓力、遠離致病的因子，蘇東平教授在文章中提出對抗壓力的三個建議：

● 規律的生活作息和運動。

● 正向樂觀進取的生活態度。

●對壓力大小的區隔，並優先處理小壓力。

　　這三個看似簡單的方法，卻有助於維持腦內分泌腺素的平衡，尤其轉個念正向看待問題，便能迎向健康快樂的人生。

睡眠問題

　　現代醫藥衛生進步發達，國人的平均壽命約莫有八十歲，但每個人的一生中有三分之一的生命，是透過睡眠在休養生息，這用於休養生息時間太多或太少，過與不及都會造成「睡眠障礙」。根據美國精神醫學會出版的《精神疾病診斷與統計手冊‧第四版》(DSM-IV) 對「睡眠障礙」做這樣的定義：

● 連續睡眠障礙時間長達一個月以上。

● 睡眠障礙的程度，足以造成主觀的疲累、焦慮或客觀的工作效率下降、角色功能損傷。

　　「日有所思，夜有所夢」，白天生活裡的情緒、壓力問題往往立即反映在我們的睡眠品質上，心裡有所掛念夜裡自然輾轉反側、多夢擾眠。台灣睡眠醫學會在 2009 年進行的「國人睡眠趨勢大調查」結果顯示：台灣慢性失眠症的比率為 21.8%，相較於 2006 年 11.5%，成長了近一倍。

　　依據 DSM-IV 的診斷標準，慢性失眠是指：如果每周 3 天或超過 3 天以上失眠，持續時間在一個月以內，為「急性

失眠」；持續一個月以上就稱為「慢性失眠」。近年來為睡眠
所苦的人口不斷攀升，除精神壓力、生活環境等社會問題外，
許多疾病的症狀也可能會影響睡眠，如：

● 心臟血管疾病中的心律不整、心臟衰竭，造成無法平躺安
　睡。

● 呼吸系統的氣喘及阻塞型睡眠呼吸中止症。

● 腸胃系統的胃食道逆流及胃潰瘍。

● 內分泌系統的糖尿病及甲狀腺機能亢進。

● 憂鬱、焦慮之精神疾病。

● 其他如慢性疼痛及懷孕等都有可能引起失眠。

當疾病不適導致病人無法安穩入眠，結果又因睡眠不足
造成疾病的惡化，長久下來陷入每況愈下的惡性循環。

　　以心臟病人而言，接受開心手術治療後，當麻醉藥漸漸
退去往往是在不熟悉、充滿各式儀器吵雜聲中甦醒，加上傷
口的疼痛，難免會因心緒不安產生睡眠問題。Dr. Bruno Simini

在《The Lancet》發表〈Patients' perceptions of intensive care〉調查報告中提及：

　　加護病房患者61％有睡眠干擾的問題，但經過大手術後，唯有良好的睡眠才能讓體能盡快恢復，否則身體虛弱狀況下，長時間處在封閉、陌生的環境，又沒有足夠的睡眠，就很容易引起「加護病房症候群」(ICU Syndrome)，導致時空錯亂、幻覺、譫妄等暫時性精神官能症而影響預後。

可能影響睡眠的藥物

　　疾病之外，許多藥物也有可能影響睡眠，像心臟科病人常用的降血壓藥、抗憂鬱藥、類固醇甚至帕金森氏症等用藥。

　　但並非所有降血壓藥均會引起失眠，最需要注意的是中樞作用型降血壓藥，失眠發生率為30-75％，如脈得保 Methyldopa、降保適 Catapres 均屬於此類藥物。此外，甲乙型交感神經阻斷劑，如達利全 Dilatrend 失眠發生率為3-11％、湍泰低 Trandate 失眠發生率為1-4％；脂溶性高的乙型交感神經阻斷劑，如恩特來 Inderal 失眠發生率為2-4.3％。

　　當心臟病患覺得入睡困難、睡了足夠的時間，卻仍然覺得疲累、睡眠不足時，可以諮詢醫師或藥師，查看目前所用

的藥物是否會干擾睡眠。

　　引起睡眠的問題複雜而多樣，或許改變生活作習、飲食習慣、經由放鬆的訓練等等亦可獲得改善，服用安眠藥當然是另一種可快速解決問題的方法，但切記須經由專業醫師的評估，找出真正的原因，開立處方，勿自行購買藥物或拿取親朋好友的安眠藥服用，就醫的處所也應固定，以減少重複用藥，並將目前服用的藥物主動告知醫師，以避免開立的安眠藥物與其他的藥品產生交互作用，或不良的副作用。

服用安眠藥時應注意事項

請勿與食物或酒類併服

　　特別是高脂肪類食品會使安眠藥吸收變差，延後開始作用時間；酒精性飲料則會加強此藥造成的鎮靜效果，增加危險性。

建議就寢前 15-30 分鐘服藥

　　不要太晚才吃，以免隔天起不了床。「睡不著再服藥」的方式可能干擾入睡，注意自己是否睡著、想著該不該起床服

藥等狀況也容易加重失眠。

吃完藥立刻上床準備入睡，避免其他活動

特別是短效型安眠藥 (如史蒂諾斯 stilnox)，由於作用時間快速，如果沒有立刻躺床睡覺，可能會發生短暫失憶或夢遊的情形。

避免開車或從事危險的機械操作

服藥後容易昏沉嗜睡、警覺性降低，在未確定安眠藥對您有何影響前，請避免開車或從事危險的機械操作，以免因專注力下降而發生危險。

長期使用安眠藥，不可突然停用

自行率性停藥，不免出現戒斷症狀，如浮躁、焦慮、恐慌、易怒、心悸、冒汗等生理反應，讓人更睡不著。長期使用若想停藥時，須與醫生討論，以降低劑量與服藥次數的方式慢慢減藥。

安眠藥有肌肉鬆弛的副作用

老年人較一般人來得敏感，且由於生理機能退化使藥物代謝變慢，因此活動時應該格外小心，以免跌倒而發生危險。

有慢性呼吸道阻塞併發呼吸衰竭，或睡眠呼吸中止症候群病人，請告知醫師

　　睡眠呼吸中止，是一個會發展出鬱血性心衰竭明顯的危險因子，約 40% 鬱血性心衰竭的病人也有睡眠相關的呼吸問題，如中樞性睡眠呼吸中止，治療鬱血性心衰竭病人的睡眠呼吸中止，可以改善其心臟功能。

　　有些睡眠問題來自手術後的後遺症，像手術中麻醉及術後恢復階段所造成，這些術後身體的不適、生活模式的改變，及心理上的壓力也會導致睡眠問題。

就診

　　台灣的醫師看診必須在很短的時間裡做出診斷，除了個人經驗會影響判斷外，沒有時間思考也是可能會誤診的原因。曾見過患者憂心忡忡詢問：「我的下肢血管彎曲擴大，像蚯蚓一樣，看了很多醫師都告訴我是靜脈曲張，甚至有位醫師也幫我做了手術，情況非但一點都沒有改善，甚至腫脹、疼痛的情況比以前還要嚴重。」

　　靜脈曲張大多是因長期站立工作等關係，導致下肢血液滯留在小腿無法順利回流，使得靜脈血管擴大變形，甚至呈蚯蚓狀。但不同於單純的靜脈曲張，這位患者靜脈血管異常是從小就開始，我請病人雙腳合併站立，問他：「知不知道自己雙腿其實是長短不一？」

　　患者罹患的是非常罕見的「先天性血管畸形發育不良合併肢體病變」的疾病，因肢體組織病變肥厚增生等問題，導致腿長不一的結果，這個病症是由兩位法國醫師 Kippel 及 Trénaunay 於 1990 年提出，後來引用兩位醫師名字為疾病命

名，稱為 Kippel-Trénaunay Syndrome (簡稱 KT Syndrome)。
因為病變的問題是靜脈血管的先天性異常，缺少深部靜脈的
結構，讓血流無法順利流回到心臟，表面上的靜脈曲張是結
果而不是原因，所以若把它當成是靜脈曲張來治療（手術抽取
靜脈）就會加重它的病情，所以不建議患者進行手術治療。
雖然為患者找到了病因，但目前醫學科技對此先天性病變疾
病仍舊束手無策。

　　中央健保局 2006 年 6 月發行的《健保雙月刊》裡，一篇
討論〈醫院門診合理量〉的文章中，引述學者研究報告：60%
的病患給醫師診察的時間，約僅有 5 分鐘以內，這件事令民
眾最不滿意，所以如何引導醫師有比較充裕的時間來看病，
以提升醫院門診看診品質，實在需要醫病雙方多點溝通。

　　一般大眾幾乎無法養成身體不適，先到家醫科或一般基
層診所就診的習慣，凡有病痛即前往大型醫療院所、甚至直
接掛號各科名醫問診，於是名醫的看診號次動輒一兩百號，
因此看病得耗費大半天等候。即便醫師為每位患者看診的時
間皆為 5 分鐘，以每個診次問診 100 個病人為例，就算醫師
沒有片刻休息，也需耗費約九個小時才能看完病人，追求效
率便成了大部分門診醫師不得不有的壓力。台灣於 1998 年成

立之婦女健康支持服務專線，接線過程中，就資料顯示：常發現很多婦女反映，她們往往來不及發問就被請出診療室，因此對於醫生的診斷常是一頭霧水。

建議民眾將自己的問題，事前做個簡單的摘要紀錄，包括自己的病史、相關就醫及曾做過檢查的結果、目前服用的藥物、甚至曾接受過何種治療等等，這些資訊可以方便醫師在最短的時間內了解病患的狀況。寫下自己不舒服的症狀，可以避免因趕時間而遺漏了重要的細節，也不致於因偏離實際情況而誤導了醫師的判斷。

醫師百忙中出錯在所難免，如果看了醫生，不適的症狀依舊存在，要在下次回診的時候告訴醫師，若實在無法改善，不妨尋求另一位醫師的意見，尤其對須進行手術或具侵犯性檢查例如心導管，若仍有疑問時，可以詢問第二位甚至第三位專科醫師的看法，將自己所擔心的事提出來與醫師討論。

手術前一定要先問的事

● 除了手術之外是否還有其他治療的替代方案？

● 如果不手術，是否會有立即的危險？

● 如果進行手術，需要多長的時間可以回復正常生活？

● 手術可能產生或會產生哪些併發症……

　　這些提問可以幫助醫師依病患的身體狀況，做更周全的思考，經由醫病間的充分討論給予專業的意見，讓患者了解治療的利與弊，醫師能做的是建議病人合適的治療方向，但最後的決定權仍在病人自己，畢竟病人才是他身體的主人。

　　全民健保實施後，因就醫看診方便，許多民眾同時會看不同科別的門診，就診時須記得主動出示目前服用的藥單，一則可以避免醫師重複開立相同的藥品，再則減少醫療浪費。有些病人認為會依其要求大量開立藥物的醫師就是好醫師，但其實不然，因為藥物多少有副作用，而藥物之間也常有交互作用，實非必要不要經常服用，同樣的，除非必要亦不要至醫院溜達，醫療院所有大量的人潮進出，其實是很容易受到感染的場所，若家中還有老小，去一趟醫院可能把傳染源攜帶回家，感染給家人就更不划算了。

開心手術病人的回診

接受手術治療後，最遲應在出院後 10 天內回診，期間若有不舒服或緊急狀況，則提早回診甚至與院方聯繫立即就醫，振興醫院會將 24 小時的主治醫師值班電話留給出院的患者，若患者覺得有異狀，就可以隨時聯繫主治醫師。

術後返家照護記得必須每日定時詳細記錄血壓、心跳、體溫及體重的變化，並注意睡眠、大小排便狀況，甚至留意活動時是否會喘，手術傷口有沒有紅腫等異常情況，這些資料有助於回診時讓醫師了解病人開刀恢復的情形，並作為是否須調整服用藥物的依據。

任何術後的回診，請務必遵守醫囑，有些病人自以為已經好多了，便不在意、率性我行我素的過生活，等驚覺狀況不對，往往造成「手術成功、結果失敗」的憾事。所有疾病的治療，門診的醫師就像是個不讓疾病叩關的「守門員」，每

位來就診的患者，總是滿懷期盼，希望醫師能藥到病除，但別忘了，病要好，醫病間彼此也要充分的配合。

曾經讀過一篇文章，美國某位醫師說道：「看診比在稻草堆裡找一根針還要難！」真的，醫師一不小心也可能迷了方向，發生誤診的情況；希望這本書提供的常識可以幫助患者，病人自己最清楚身體哪裡不舒服，有條理的陳述，是幫助醫師，也是幫自己找到那根針的最佳線索。

社福資源運用

　　希波克拉底醫師誓言，清楚標示著醫者的仁心：「當我進入醫業，立誓獻身人道服務；我感激尊敬恩師，如同對待父母；並本著良心與尊嚴行醫；病患的健康生命是我首要顧念。」仁心與仁術互為標舉，是醫者應秉持的精神，但民國84年全民健保未施行前，因經濟狀況不佳，無法支付醫療費用，被迫終止醫療行為的案例卻時有所聞。

　　全民健康保險實施後，大幅減低民眾就醫的經濟負擔，也讓醫師在沒有顧慮的狀態下替患者診療，這是一項很大的福利，患者要善於利用這項資源。可惜現在因為健保的負擔越來越大，有些器材藥品健保無法給付，根本的辦法是發揮真正的保險精神，保大病不保小病，而不是一味地討好普羅大眾，等到患者得了大病的時候卻付不出醫藥費。

社工人員的介入與評估

　　當患者的經濟狀況實在太差而無法支付健保不給付的醫

療費用時，醫療團隊並不會因此中斷醫治，一般會由院方的社工人員介入，進行評估，依患者所需為其尋求社會資源補助，包括：

協助申請中、低收入看護補助

若未能符合相關的正式福利資源補助條件，而實際上又有經濟困難，則可轉而尋求醫療機構內或機構外的醫療急難救助基金的補助。

申請重大傷病卡

先天性心臟病與心臟移植患者，可申請重大傷病卡，免除醫療費用的部分負擔。

出院準備服務及社會福利諮詢

以振興醫院為例，除了幫助申請經濟方面的資源補助與其他社會福利資源運用外，還包括出院準備服務及社會福利諮詢等。

對於需要長期照顧患者的出院準備服務，會由社工人員、社區護理師及醫療人員協助其出院安置，包括了安置評估、

服務計畫、相關資源諮詢，並協調社區福利中心及社區資源機構，申請所需的相關服務，以有身心障礙證明的患者為例，經評估後，可申請輔具(如血氧監視器、氧氣製造機等)、居家關懷或居家服務……等。一般醫院的社會福利諮詢，可以協助患者及家屬了解資源申請的條件、服務的對象、相關諮詢電話與申請流程等。

心臟病患者在疾病適應、生活的照顧上，需要更多的心理支持與情緒的安撫。尤其心臟移植的患者，在等待器官移植前的心理煎熬是一般人很難去理解的，沒有相同罹病經驗的人難以感受生死交關的那種期待與折磨。

有位女性的換心病人曾提起，在換心前有段時間，因心衰竭、嚴重腹水，長期入住加護病房，唯有腦死患者捐贈的心臟，才能讓她脫離病痛，重拾正常的生活。後來有一天，恰巧隔壁床住了一位與她血型相符、瀕臨腦死的車禍病患，女換心病人心裡幾度想提出自己急需捐贈器官進行心臟移植的要求，但看著哀慟欲絕的家屬，除了陪著垂淚外卻什麼也說不出口。

社會的主要價值在於互助

英國思想家休謨（Hune）認為：社會的主要價值，即在於互助。這位等待換心的女病人，不久之後幸運有了換心的機會，恢復健康出院後，仍穿梭在病房主動拜訪需要幫助的病友，為了感念給予她新生命的捐贈者，她以自身的經驗，經常為病友加油打氣。

正基於互助與相扶持的理念，振興醫院的換心人成立了「中華民國換心人協會」，透過舉辦不同的活動，例如健行、國內外旅遊、醫藥新知講座等等，重燃病患對生命的信心。心臟移植後，患者需長期服用抗排斥藥物、換心術後照顧事項、重新面對工作、社會、家庭、經濟等問題，透過病友彼此經驗的分享與相互的鼓勵，換心人協會這病友團體，的確是為每一段新的生命，帶來鼓舞支持的力量。

曾經在網路讀過一則故事：在一個風雪交加的夜晚，一位年輕人因為汽車拋錨被困在郊外。正當他萬分焦急時，有一位騎馬的男子正巧經過。看見此情景，這位男子二話不說便用馬幫助他把汽車拉到了小鎮上。事後，年輕人拿出不菲的鈔票對他表示酬謝，這位騎馬的男子卻說：「這不需要回

報，但我要你給我一個承諾，當別人有困難的時候，你也要盡力幫助他人。」

心臟外科醫師，可藉由手術刀與縫線為患者修補破損的心臟，甚至經由移植手術為病人換一顆健康的心，工作雖然辛苦，但若有精神力量與成就感支持，就不會感到身心疲憊，讓他們能有繼續前進的力量。如果大家都能心存善念「盡所能幫助他人」，人人都將是社會裡面一個堅定的力量，當這樣的力量融合在一起的時候，就會形成一種文化，這樣不是一個很溫馨的社會嗎？

第 7 章

心臟病的預防與健檢

心臟病家族史患者不容輕忽

　　有不少人第一次看心臟科醫師時，才知道自己的收縮壓高達 170 mmHg，甚至發生心絞痛或心肌梗塞時，仍不清楚自己有冠狀動脈阻塞問題，更令人遺憾的是有近一半發生急性心肌梗塞的人，是在來不及送醫途中便已猝死，沒有機會與家人道別，留給親人長期無法彌補的傷痛、遺憾與追悔。

13 年攀升 2 倍的急性心肌梗塞發生率

　　依據健保局民國 85 年至 98 年，健保住院資料分析發現，國人急性心肌梗塞發生率從民國 85 年每十萬人 39.2 人快速上升至民國 98 年的 79.8 人，13 年間攀昇 2 倍。

　　血液在血管內的輸送，就像道路上的車流量，如果因故造成車流無法順利通行，隨著時間進程，慢慢會造成道路壅塞甚至回堵，換言之冠狀動脈阻塞疾病，也是日積月累，因血液中脂性物質，或粥樣硬化斑塊造成血管狹窄鈣化，血液無法順利輸送，供給量不足，長時間便會導致心臟肌肉壞死，

也就是所謂的心肌梗塞。

但是依據資料，冠狀動脈阻塞病人卻有 15% 從未發生過胸痛的症狀，容易被忽略，但透過定期的檢查則能夠早期發現，及早治療以控制惡化的病症，尤其有心臟病家族病史的患者，更是不得輕忽。

不僅心臟病，許多疾病初期也不一定會有臨床症狀的表現，因此依個人身體狀況定時做健康檢查，有一定的必要性。近年來健保局對 45 歲以上民眾，有不同的免費健康檢查，各家醫院也規劃各種不同程度、不同需求的自費健康檢查，提醒大家對自我健康的重視。

能定期做健康檢查是非常正確的觀念，但卻不可因為健檢的報告一切正常就忽略了身體的不適，必要的時候還是要去就診。

臨床就曾遇過類似的狀況，病人有胸痛的現象，但健康檢查中的心電圖項目檢查結果卻正常，病人也未將胸痛的症

狀告知健檢的醫師，於是便自恃自己的身體「應該」沒有問題，而忽略了胸痛可能是心肌梗塞的警訊，而導致病況持續惡化。

因為一般的健檢往往都只做靜態心電圖，只有高端的健檢才會進一步做履帶式心電圖（即運動式心電圖），所以運動時才會產生心肌缺氧現象的患者，就會因未做動態的心電圖檢查而忽略了重要的疾病。

40 歲以上應至少安排一次運動心電圖檢查

運動心電圖檢查結果正常，當然可喜可賀；假若沒有異常的症狀，三、五年後再追蹤檢查即可。但若報告異常，則應該考慮進一步做高階電腦斷層掃描，以了解血管壁鈣化程度及心臟冠狀動脈是否有狹窄。

近幾年來緊追在心臟血管疾病之後，為國人十大死亡原因第三名的腦中風問題，有年輕化趨勢，尤其罹患高血壓、糖尿病或血管鈣化等高危險因子的民眾，亦須定期進行頸動脈超音波檢查。

頸動脈不可隨便按摩，因為頸動脈是由心臟通向腦部的主要血管，一旦逐漸老化，頸動脈就可能因為長期高血壓，或高血脂造成血管病變，這時若進行不當的肩頸部位按摩，血管內產生的粥狀斑塊就有可能脫落並且隨血流進入顱內，造成中風的危險。

一般民眾會質疑，既然高階心臟電腦斷層的準確度較高，又非侵入性檢查，是否可直接安排而略過運動心電圖等相關檢查？甚至列為每年健檢的必要項目？事實上，高階昂貴的檢查也有其適應症，不是每個人都必需。除非你是高血糖、高血脂等危險族群，甚至有不舒服的症狀或是有心臟家族病史，否則還是應該避免「非必要」的檢查，雖說新式儀器的幅射量已大幅降低，注射的顯影劑也可以很少，但對身體仍是一種負擔。

力行健康生活
而不是去吃任何「健康食品」

　　子曰:「過猶不及」,先人的智慧可以應用在各種不同的生活面向。例如,蔚為一股潮流的食療風,即所謂的健康食品,引起大批高知識份子與高收入者對其趨之若鶩,只要任何食品冠上抗氧化、增強免疫力、最好能長生不老,絕對成為市場的新寵,炙手可熱。

　　實際上,許多只具理論性,以抗氧化而言,某些物質是有保護細胞不讓其壞死的作用,但變成食品吃到肚子裡則是另一回事。更甚者,有些人平日大魚大肉,食不節制,以為配合健康食品就可以均衡飲食,其實是本末倒置,對身體也是一種不必要的負擔。

　　人無法違背自然的法則,即便各項科學、基因的進步改造,讓人的壽命可以延長到無法想像的程度(有些未來學學者甚至認為人類壽命可活到180歲),但超高齡的世界將會引發許多的社會問題,目前超過一百歲以上的人的健康狀況都不佳,所以老化的社會只會加重後代子孫的負擔,增加社會的

成本，將來大部分的社會資源都將挹注於老人的照護方面，
老人問題將會越來越嚴重，更會拖礙社會的進步。

人應該回到最原始的點去思考「健康」

　　要有一個健康的身體應該先從均衡的飲食開始，吃身體
真正需要的東西，並避免過度飲食造成身體不必要的負擔；
再配合適度的運動、休息，與放寬心情，讓身體自然地健
康。壽命的長短並不是最重要的，醫學進步所維持的生命往
往是不能自主的，若吃東西靠鼻胃管灌食，不能自行呼吸而
仰賴呼吸器，延長的若不是健康有品質的生命其實是沒有意
義的；這個道理其實是非常簡單，回到健康的身體，力行健
康的生活，而不是去吃任何號稱「健康」卻不會真正帶來健
康的商業食品。

　　經由預防醫學所延長的壽命，才會是健康有品質的生活與
生命，也才能減少社會醫療資源的付出。
　　邁向健康醫學的時代，不能完全仰賴醫療技術的快速發

展，要將健康視為自身的責任，注意並掌握自己身體的狀況與變化，才能提早了解異常的情形，並針對問題做出正確的治療。

醫學快速進步，仍無法改變生、老、病、死的自然法則，身體零件出了毛病，或許換個人工瓣膜、人工血管，甚至連換顆心都不再是難事，但即使換上再多人工動力的引擎，以醫師的角度來看，都比不上沒整修過、原廠的「心臟引擎」來得最好的。

後記

一直練，練到指尖有生命

李婉君／資深秘書

　　如果你臨時有事要找「魏老闆」，最常聽到的一句話會是：
「我們邊走邊說！」

　　大家口中的老闆，是亞洲換心手術權威魏崢醫師，在醫
院的身影大多是行色匆匆，不是趕著去開刀、就是趕著去開
會、要不就是趕著去看病人，每天周而復始，這位心臟外科
的 leader，隨時都被填滿的行程追著跑；然後他會告訴你：「在
醫院裡什麼都能等，只有病人的性命不能等。」但是會到心臟
外科需要開膛手術的病人，哪個不是要命、也不能等的？

　　尤其臨時接到心臟捐贈者的消息，那更是一組人，從聯
絡、取心、換心，忙著跟時間競賽。因為心臟離體後，有 4-6
小時的缺氧時間限制，有時心臟捐贈者遠在南部的醫院，而
供者的心臟摘取、在回程的交通上可能會耽擱時間，取心所
花的時間不多，但路途上的時間卻要斤斤計較、分秒必爭，
為的就是盡量減少心臟缺氧的時間。

以魏醫師所領軍的換心小組為例，同時也是台灣首例成功的心臟移植手術「易辨女士」來說，因為是第一例，大家戰戰兢兢、沒有絲毫懈怠，從取心到植入受者體內開始跳動，花不到一小時，那顆心彷彿小睡了一覺，讓他們喚醒，重新在易辨女士的身上有力的跳動，現在回想起來仍不僅令人稱奇，也著實捏了把冷汗。

　　民國77年起，亮麗的換心手術成績，不但打響了小組的知名度，同時也讓心臟移植手術解除了全國「人體試驗」的禁令，成為常規手術。據統計，直到106年10月底，魏醫師所領導的心臟小組共完成約500例心臟移植手術，其中李秀英女士換心存活長達29年，為全亞洲存活最久的換心人，緊追在世界最長的換心人之後。

　　面對各方的讚譽，作為一位領導者的魏老闆認為：「這是一個 Team work ！」沒有任何手術是可以獨力完成的，多年的好成績是堅實團隊共同締造的成果，功勞是屬於大家的。或許是軍人世家出身，再加上國防醫學院的軍事訓練，魏老闆稟承著股實樸質的特性，從小學就頂個大光頭到高中畢業，當年國防醫學院入學時，有同學因為不願理平頭而捨棄就學，魏老闆覺得實在不可思議，光頭對他而言，可俐落方便呢！

國防醫學院的學生，有一種做基本功的踏實特質、不取巧、善於團隊合作。所以在許多公開的場合，魏老闆更不吝於讚美他所訓練出來的年輕醫師：「許多複雜的心臟手術，他們都可以獨當一面，做得比我還好。」這有如父親般自豪的神情，讓人想到奇異(GE)公司的資深顧問艾佛．戴維斯 (Ivor K. Davis)，他曾提到：成為優秀領導者的特質是「要幫助底下的人成為明星，而不是自己成為明星！」

　　魏老闆曾試著將多年手術及臨床治療經驗，編寫成臨床上的《教戰手冊》，是許多新手醫師夢寐以求，只要有這本江湖秘笈，加上肯下功夫苦修，來日便可濟世救人、各立一方山頭。魏老闆的不藏私、樂意提攜後進的胸懷，不只國內，連上海胸科醫院、北京同仁醫院，甚至遠至印度等，都曾主動派員前來進行進修。可惜近年來願意選擇外科的新進醫師越來越少，某次他在醫學院給學生上課，問到願意從事外科工作的意願時，班上四、五十人，居然沒有一個人舉手，這結果真令人不勝唏噓。

　　但以現今健保對心臟外科手術給付長期偏低、不合理的景況，說真的，需要有傻子般的熱情才會一頭栽進來。振興醫院心臟小組在民國 95 年 1 月，就曾接獲赴大陸廣州經商的

詹先生家屬緊急電話，當時詹先生因「主動脈剝離」已陷入昏迷、甚至下肢癱瘓，但大陸方面的醫院無法做任何積極的手術治療，「主動脈剝離」應該是刻不容緩，需要立即處理的病症，所幸家屬得到國際 SOS 緊急救援專機運送的協助，振興醫院心臟內科醫師及心臟加護中心護理長，也利用個人休假赴廣州一路護送回台，詹先生才能在第一時間進行手術治療；但這趟包機費用為七萬零五百美元，合台幣約兩百卅萬元，而振興醫院心臟小組一組人手術的健保給付只有台幣幾萬塊，連包機費用的零頭都不及，這些醫學院學生如果「只是想賺錢」，真的不如趁早改行學做生意。

如果這些都沒能動搖醫學生濟世救人之心，依然想留在醫學院，魏老闆語重心長力勸學生：「要把視野放寬、放遠，現在的醫療科技進步日新月異，中國醫學長時間累積望、聞、問、切的診斷智慧，對許多不用心的醫師而言早就被一堆檢查給取代了，將來醫學發展什麼都可能被取代，只有需要靠勞力，要動手的外科技術不會輕易被取代。」所幸魏老闆的苦口婆心，下課後，還有一名學生偷偷跑來告訴他：「老師，將來我願意跟您一樣從事外科工作。」

外科醫師需要什麼樣的特質？不需要絕頂聰明，魏老闆

強調「就是要勤奮」，甚至像做手工藝一樣，熟練就能生巧。這就像已逝的管理大師彼得・杜拉克 (Peter F. Drucker) 曾引用一位鋼琴家的話：「我會一直練，練到指尖有生命。」如果你是醫學院的學生，願意紮紮實實地練好功夫、用手術拯救病人的生命，不居功不藏私，那麼，你絕對有機會成為下一個快刀手魏崢。

國家圖書館出版品預行編目(CIP)資料

知心 / 魏崢作. -- 初版. -- 臺北市：大塊文化, 2017.12
　面；　公分. -- (Care ; 54)
ISBN 978-986-213-849-6(平裝)

1.心臟病

415.31　　　　　　　　　　　　106021260

CARE

Good Care ,
Good Living

CARE
Good Care ,
Good Living

CARE

Good Care ,
Good Living

CARE
Good Care ,
Good Living